ALIMENTAÇÃO & SAÚDE

O PRIMEIRO ANO DE VIDA
APRENDER A COMER, UMA SABOROSA AVENTURA

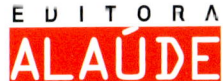

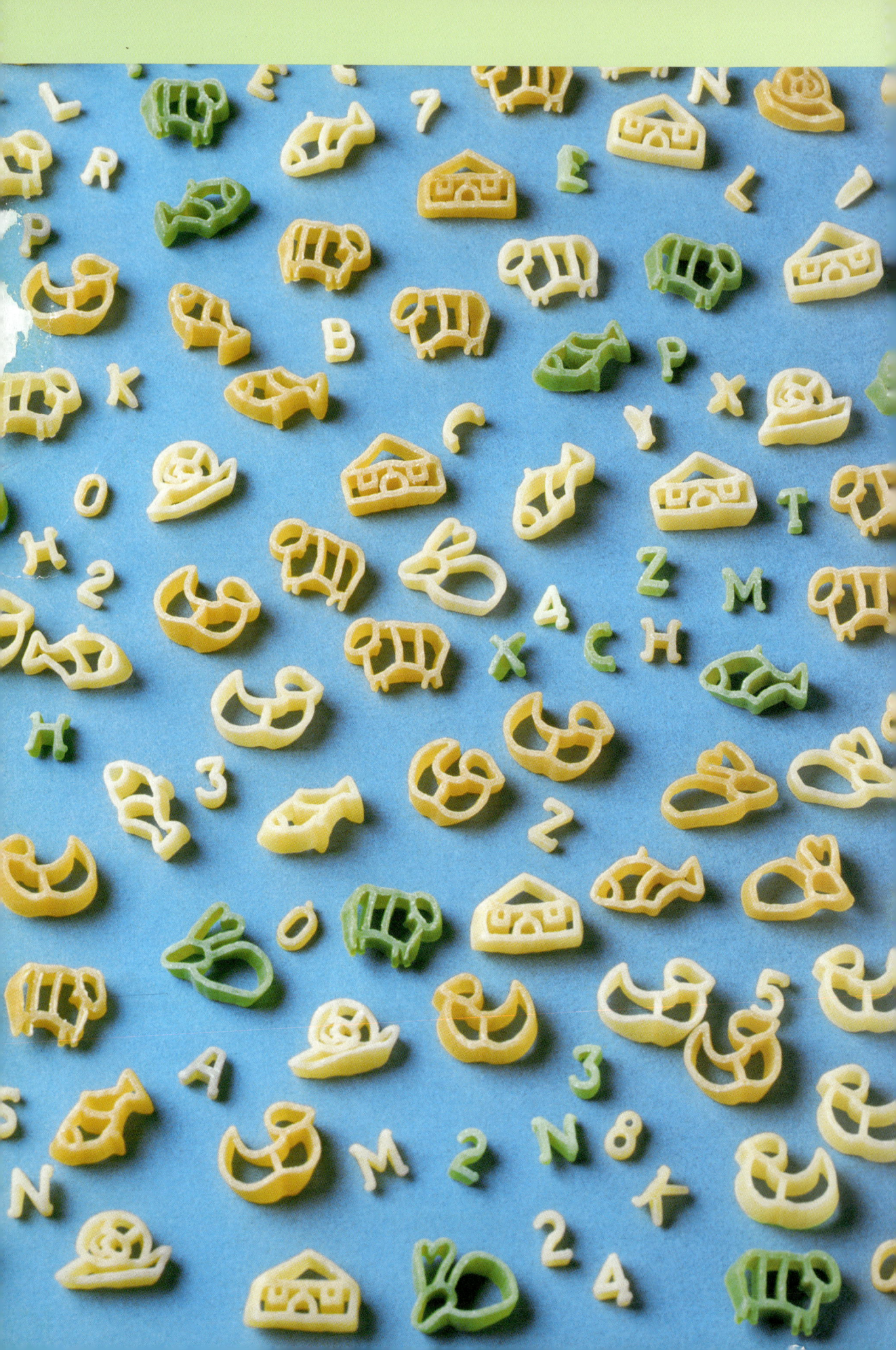

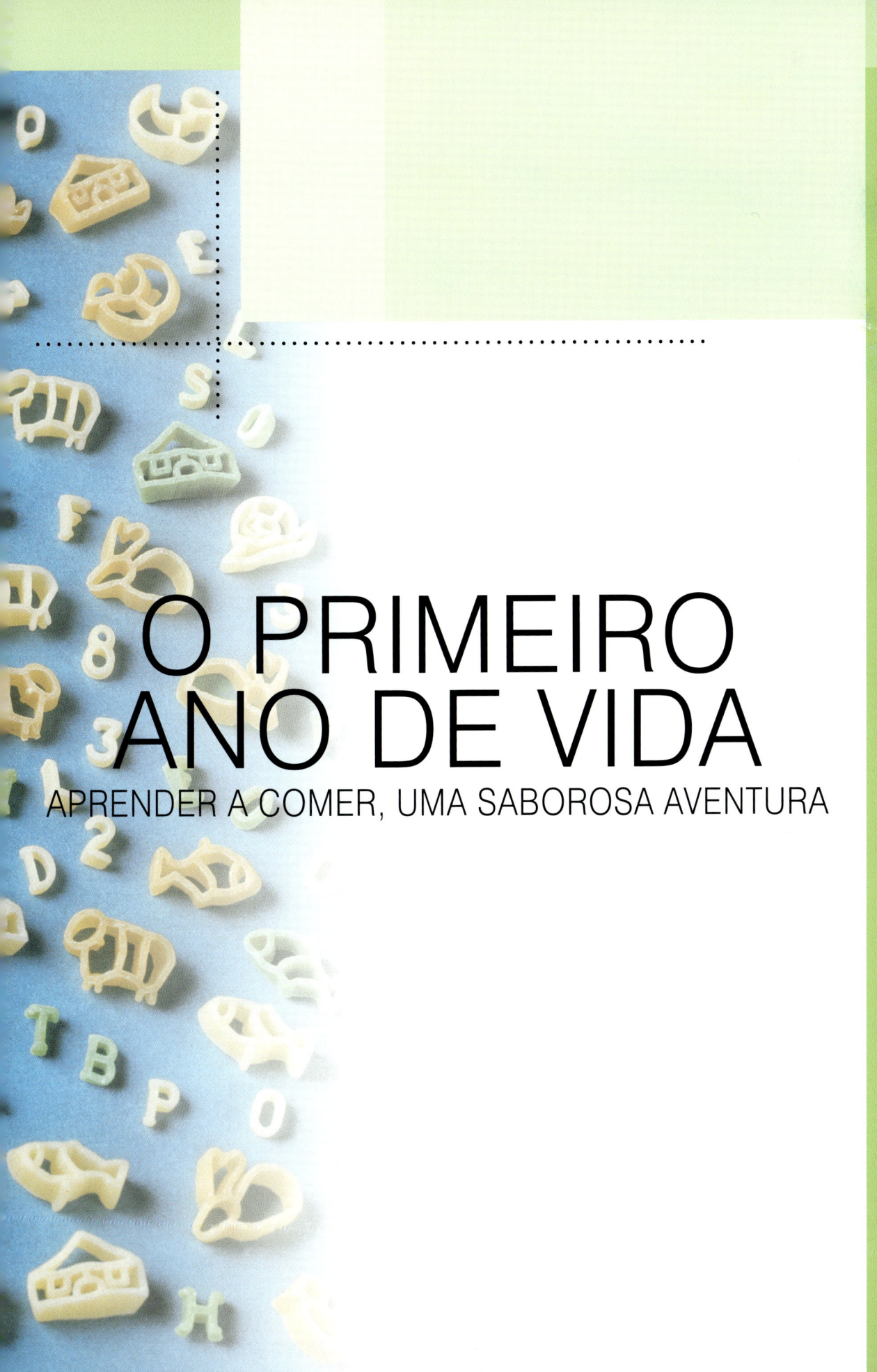

O PRIMEIRO ANO DE VIDA
APRENDER A COMER, UMA SABOROSA AVENTURA

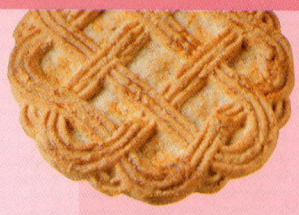

NOTA DO EDITOR
O conteúdo desta obra constitui uma orientação e, em nenhuma hipótese, pretende substituir a consulta ou as indicações dos especialistas. Os autores e os editores eximem-se de qualquer responsabilidade pelo uso incorreto das sugestões e das informações contidas neste livro.

Título Original
El Primer Año de Vida: Aprender a comer, una sabrosa

Edição Original
© Parramón Ediciones, S.A.
Barcelona (España)
Todos os direitos reservados

Copyright desta edição
© Alaúde Editorial Ltda.

Dados Internacionais de Catalogação na Publicação (CIP)
(Câmara Brasileira do Livro, SP, Brasil)

O Primeiro ano de vida : aprender a comer, uma saborosa aventura / [redação de texto Emma Cardús e Rosa Vega ; tradução Maria Bessana] -- São Paulo : Alaúde Editorial, 2007. -- (Alimentação e saúde)

Título original: El primer año de vida : aprender a comer, una sabrosa aventura.
ISBN 978-85-98497-63-1

1. Bebês - Nutrição 2. Dieta terapêutica para crianças 3. Nutrição 4. Pediatria I. Cardús, Emma. II. Vega, Rosa. III. Série.

07-5194   CDD-618.9200654

Índices para catálogo sistemático:
1. Bebês : Dietas : Pediatria 618.9200654
2. Dietas : Pediatria 618.9200654

Editor
Antonio Cestaro

Coordenação Editorial
Marileide Gomes

Tradução
Maria Bessana

Redação de Textos (Edição Original)
Emma Cardús y Rosa Vega
Biólogas nutricionistas

Revisão
Lucimara Leal

Editoração Eletrônica
Walter Cesar Godoy

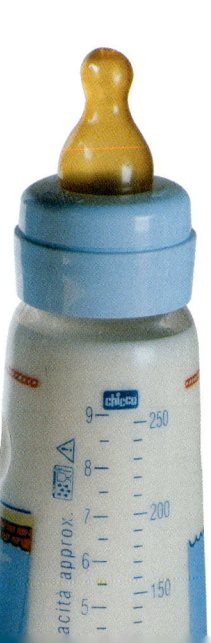

Todos os direitos reservados, inclusive o direito de reprodução do texto ou das ilustrações no todo ou em partes, em qualquer forma.

ALAÚDE EDITORIAL LTDA.
Rua Hildebrando Thomaz de Carvalho, 60
CEP 04012-120 - São Paulo - SP
Telefax: (11) 5572-9474 - 5579-6757
email: alaude@alaude.com.br – www.alaude.com.br

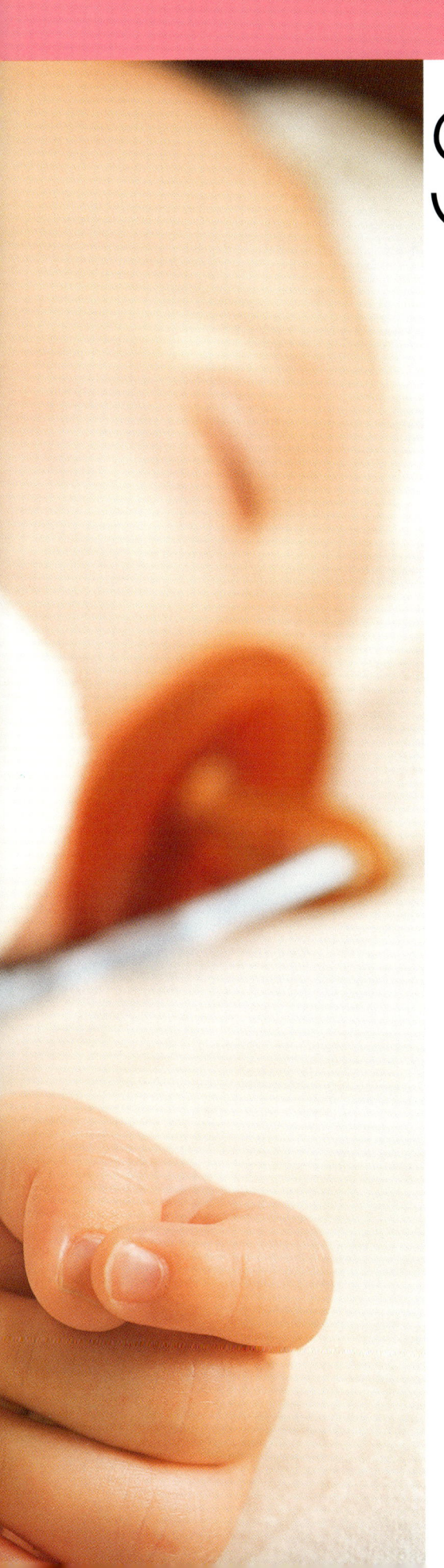

SUMÁRIO

Apresentação, 7

O ALEITAMENTO

Os nutrientes, nossa fonte de energia, 11
Os macronutrientes, 12
Os micronutrientes, 14

A arte de amamentar, 19
Leite materno, um alimento único, 20
A decisão de amamentar, 24
Os benefícios do aleitamento materno, 30

O aleitamento artificial, 35
Substitutos do leite materno, 36
A mamadeira, 42

A ALIMENTAÇÃO COMPLEMENTAR, 49

Os grupos de alimentos, 51
Os cereais e as féculas, 52
As frutas, 54
As verduras e as hortaliças, 56
Os lácteos, 58
As carnes, o peixe e os ovos, 60
A água, um elemento vital, 62

A introdução dos alimentos sólidos: educar os pequenos *gourmets*, 65
De 4 a 6 meses: quando o leite já não é suficiente, 66
De 7 a 9 meses: quando comer é um grande jogo, 72
De 10 a 12 meses: criando hábitos, 78
E as papinhas industrializadas? Quais?, 84
Os problemas alimentares, 86
As dúvidas mais freqüentes, 90
Tabelas de percentis de peso e altura, 92

Índice remissivo, 94

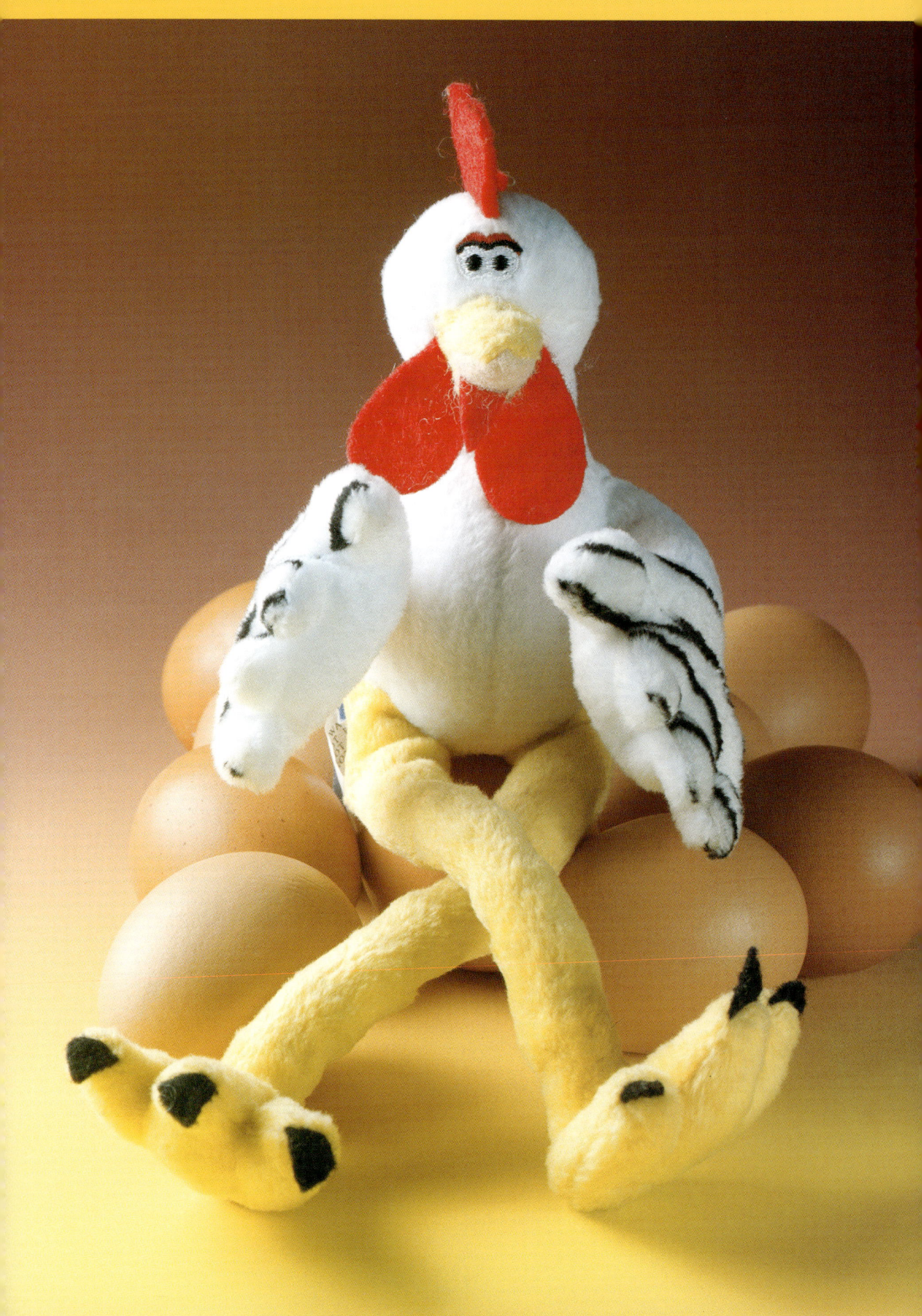

APRESENTAÇÃO

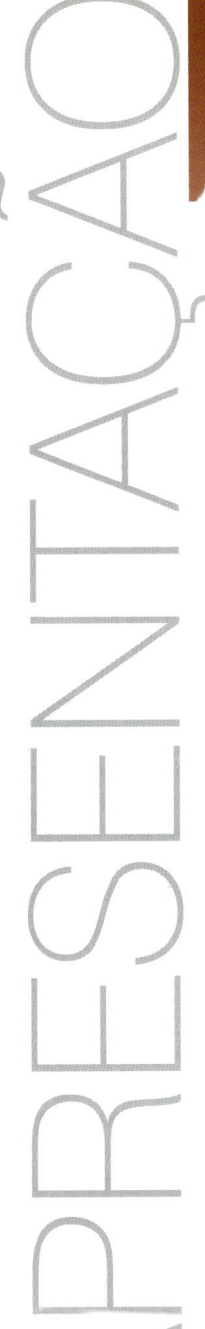

Uma alimentação saudável e equilibrada é fundamental durante o primeiro ano de vida. Pense que o bebê terá seu peso triplicado para atender suas necessidades de crescimento. Neste livro, você encontrará algumas sugestões para introduzir na alimentação do bebê os mais diferentes tipos de alimentos, de forma progressiva.

Nos primeiros meses de vida seu filho não precisará de nenhum outro alimento além do leite. O leite materno é um alimento único, inigualável, que proporcionará ao bebê grandes benefícios. Mas, se não for possível fornecer-lhe este saboroso manjar, um substituto do alimento materno desempenhará perfeitamente essa função.

A partir dos quatro ou seis meses, quando começam a irromper os primeiros dentes e seu sistema digestório já estiver suficientemente desenvolvido, seu filho requisitará outros tipos de alimentos. Esse é o momento de iniciar a alimentação complementar.

Aos doze meses o bebê já poderá comer de quase tudo, exceto alimentos muito indigestos ou, em particular, alérgenos. Neste período, a criança irá adquirir hábitos educativos sobre alimentação que a acompanharão por toda a vida. O que ela aprender a comer hoje se tornará sua saúde amanhã. A melhor maneira de prevenir doenças é manter uma alimentação correta. Alimentar seu bebê é uma atividade simples e natural que deve proporcionar uma experiência agradável para ambos.

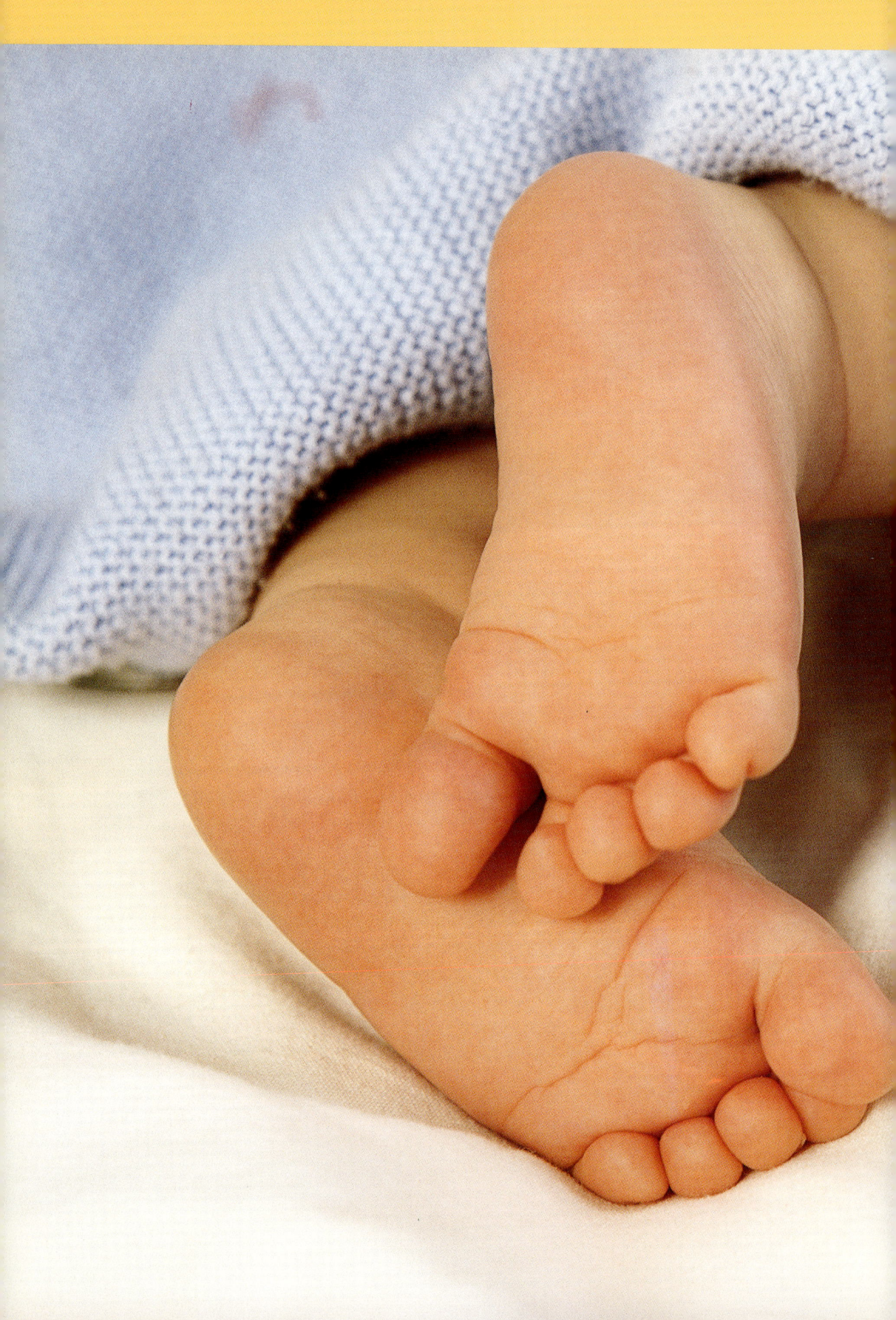

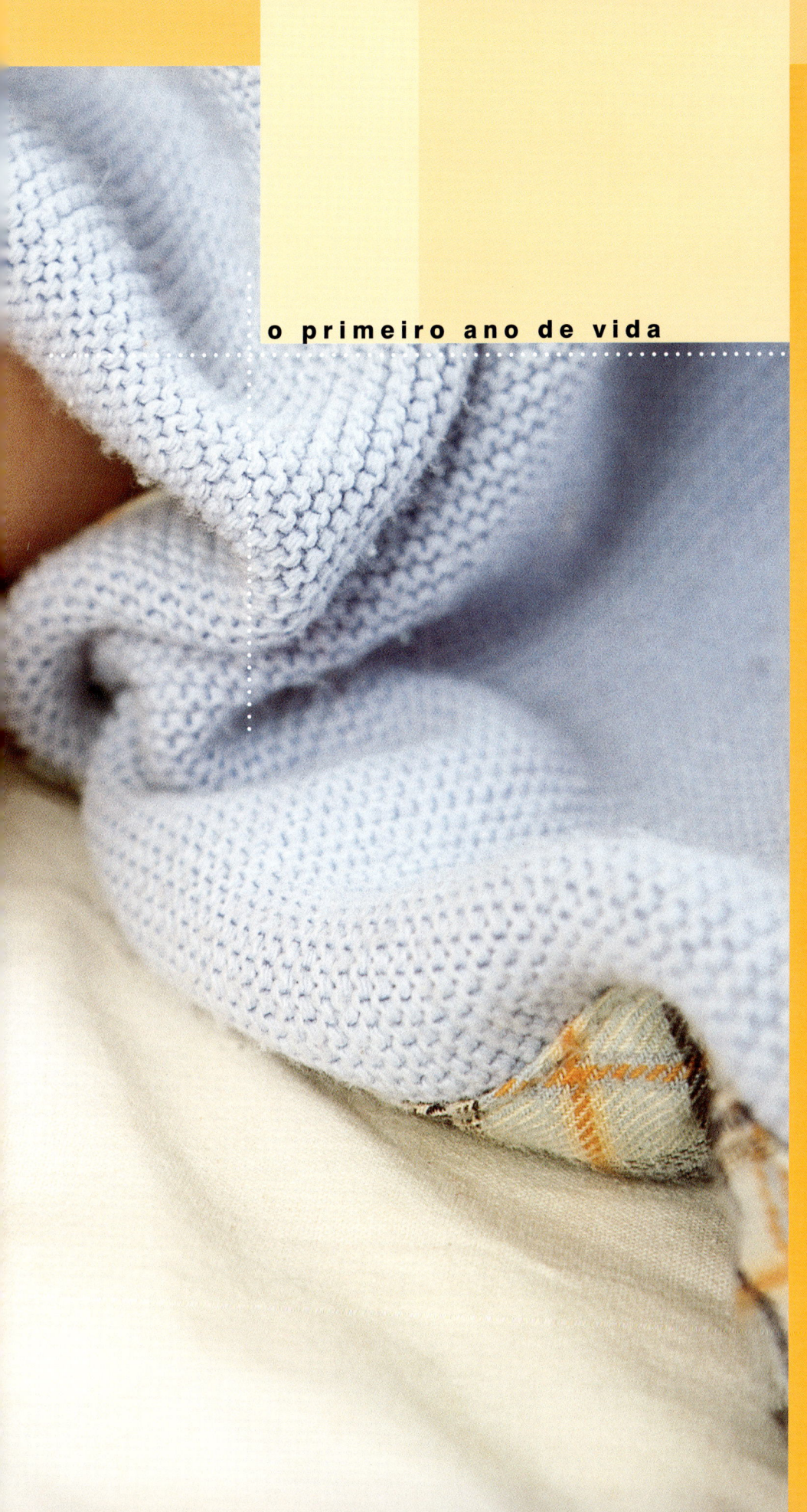

o primeiro ano de vida

O ALEITAMENTO

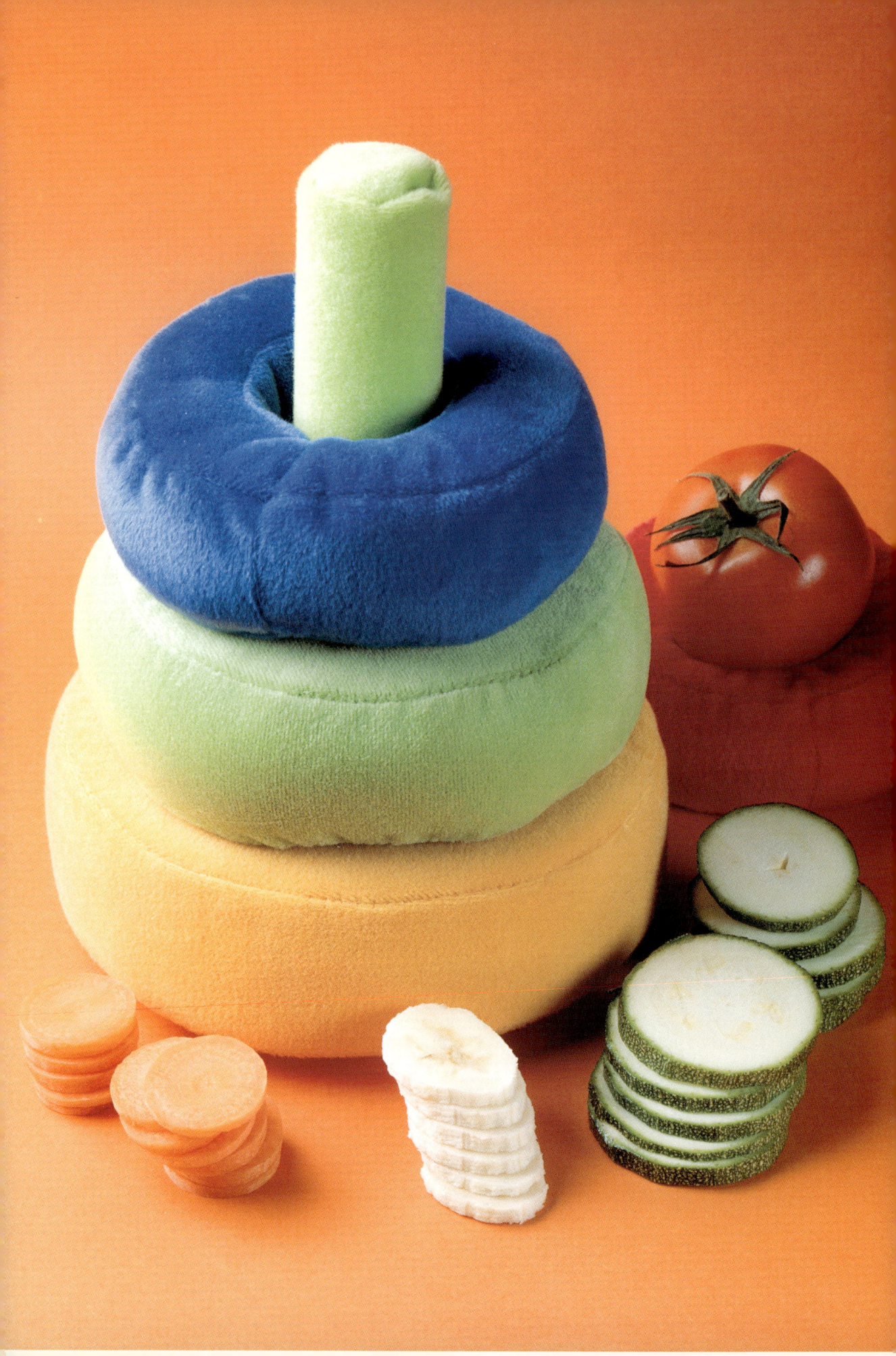

ENERGIA

OS NUTRIENTES, NOSSA FONTE DE ENERGIA

Para realizar todos os processos vitais, precisamos de um suprimento constante de substâncias cuja ingestão nos permita obter a energia necessária para formar e manter as estruturas corporais, e regular os processos metabólicos. Essas substâncias são os **nutrientes**.

No entanto, esses nutrientes não são ingeridos diretamente, eles compõem os **alimentos.** As múltiplas combinações que a natureza oferece dos diferentes nutrientes fornecem uma ampla variedade de alimentos que o ser humano pode consumir.

OS MACRONUTRIENTES

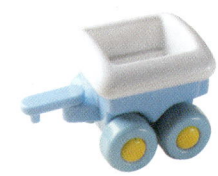

Os famosos carboidratos, proteínas e gorduras são os nutrientes que ocupam a maior proporção dos alimentos, razão pela qual são denominados **macronutrientes**. Suas principais funções são: a **energética**, pois atuam como combustível celular e a **plástica**, uma vez que servem para construir e regenerar nosso próprio corpo.

OS CARBOIDRATOS

São compostos formados por carbono, água e oxigênio. Sua principal função é fornecer energia ao organismo; **1 g de carboidrato** fornece, aproximadamente, **4 quilocalorias**.
Os carboidratos simples, ou de **absorção mais rápida**, são: os **monossacarídeos**, como a glicose e a frutose, que se encontram nas frutas e no mel; os **dissacarídeos** como a sacarose, que constitui o açúcar comum; e a lactose do leite. Esses carboidratos caracterizam-se por um sabor doce e agradável, devendo-se evitar seu consumo excessivo.
Os carboidratos complexos, ou de **absorção lenta**, são os **polissacarídeos**, compostos por numerosas moléculas de monossacarídeos.
Do ponto de vista nutricional, distinguem-se dois grupos: os utilizados como fonte de energia ou **digeríveis**, como o amido, presente em cereais, tubérculos e legumes; e os não-digeríveis, chamados de **fibras**, encontrados em verduras, frutas, oleaginosas, cereais integrais e legumes. No primeiro ano de vida, não se deve exagerar na fibra, já que em excesso ela pode causar problemas intestinais.
A maior parte das calorias da dieta deve ser proveniente dos carboidratos complexos, que são o melhor combustível, deixam poucos resíduos no organismo e são muito econômicos.

AS PROTEÍNAS

São cadeias constituídas por um número variável de unidades chamadas **aminoácidos**. O ser humano necessita de um total de vinte aminoácidos, oito dos quais não é capaz de sintetizar por si mesmo, devendo ser fornecidos pela dieta. São eles: **Isoleucina, Leucina, Lisina, Metionina, Fenilalanina, Treonina, Triptofano, Valina** e um nono, a **Histidina**, essencial para os lactentes.
A função primordial das proteínas é a **plástica**, mas também podem proporcionar energia ao organismo: **1 g de proteína** fornece, aproximadamente, **4 quilocalorias**.
As proteínas são as substâncias que desempenham o maior número de funções no organismo e constituem a base do sistema imunológico e a expressão do código genético (DNA). Logicamente, a infância é o período da vida em que as demandas protéicas são maiores.

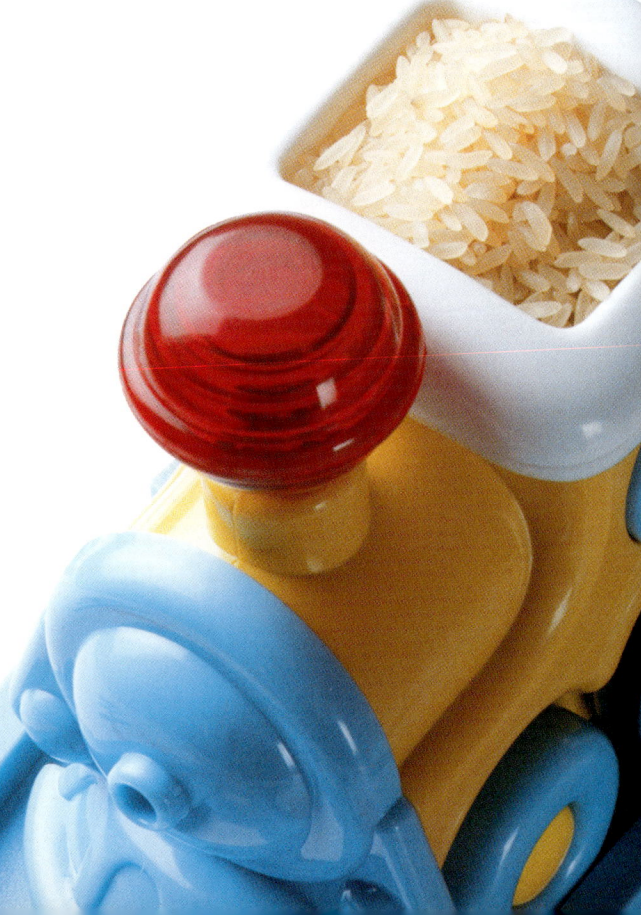

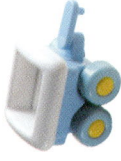

AS GORDURAS

As gorduras ou lipídios são utilizados, em sua maior parte, para fornecer a energia que o organismo utiliza em maior quantidade. Assim, **1 g de lipídio** fornece, aproximadamente, **9 quilocalorias**.

Elas são imprescindíveis para outras funções, como a hormonal e como material isolante de órgãos internos. Formam partes das membranas celulares e das bainhas que envolvem os nervos. Quase todas as gorduras são compostas por ácidos graxos. Os **ácidos graxos saturados** são os menos saudáveis para o coração e se encontram nas gorduras de animais terrestres, no leite integral e em dois óleos vegetais: o de coco e o de palma, bem como na margarina e nos derivados desses produtos. Mais saudáveis são os **ácidos graxos monoinsaturados**, presentes em grande quantidade no azeite de oliva, e os **poliinsaturados**, encontrados nos óleos de sementes e nas gorduras do peixe. Do ponto de vista alimentar, temos que considerar também os **triglicérides**, que constituem a maior parte das gorduras da alimentação; os **fosfolipídios**, encontrados em miúdos, gema de ovo e como aditivo alimentar; e o **colesterol**, substância vital para o organismo humano (apenas o seu excesso é prejudicial) também encontrado somente em alimentos de origem animal.

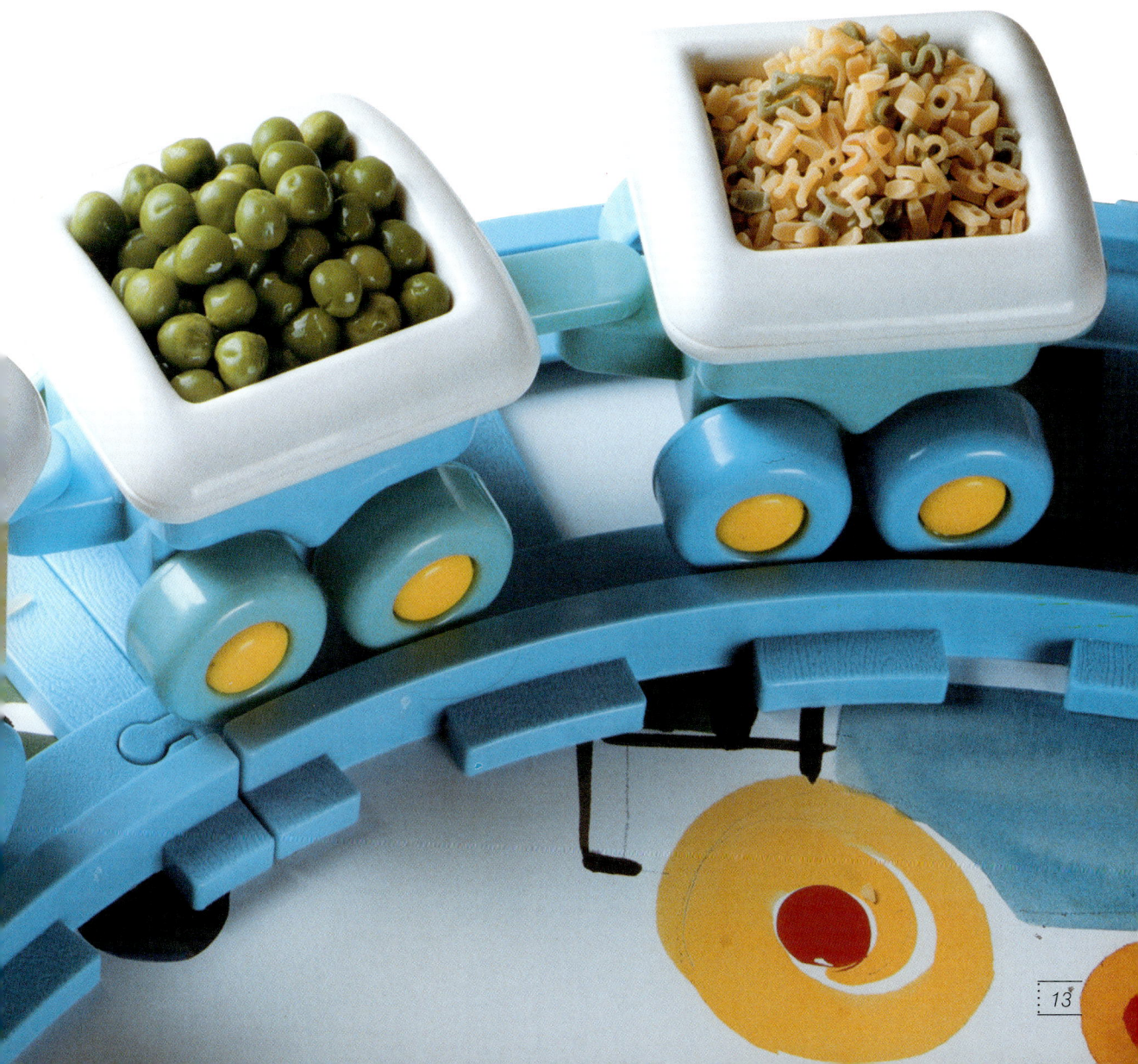

OS MICRONUTRIENTES

AS VITAMINAS

As **vitaminas** e os **minerais** são chamados de micronutrientes porque se encontram nos alimentos em pequena quantidade, e mesmo que nosso organismo precise deles em ínfimas proporções, milésimos ou até mesmo milionésimos de grama, são imprescindíveis para a manutenção da vida, já que **regulam** e **controlam** nossas funções bioquímicas.

As vitaminas são nutrientes essenciais porque o organismo não pode sintetizá-las, razão pela qual devem ser obtidas pela dieta. Entretanto, há três vitaminas que podemos produzir: a vitamina D, a vitamina K e a vitamina B_3. Em geral, elas são muito sensíveis ao calor, à luz, ao oxigênio do ar e a outros fatores físicos e químicos.

Vitamina A ou Retinol
Função: indispensável para a boa visão à noite. Mantém e repara os tecidos. Intervém no desenvolvimento ósseo.
Fontes: fígado, leite, gema de ovo e como próvitamina A em vegetais de folha verde-escura e frutas amarelas.
Deficiência: cegueira noturna, xeroftalmia, pele seca e escamosa e mucosas ressecadas.

AS MELHORES VITAMINAS NATURAIS

Com uma dieta equilibrada e com alimentos frescos e naturais em abundância, você obterá todas as vitaminas e não necessitará de nenhum reforço de suplementos de farmácia. Saiba que a maioria das vitaminas sintéticas não pode substituir as que os alimentos contêm, porque, ainda que tenham os mesmos componentes estruturais, não têm a mesma configuração espacial e suas propriedades se alteram.

Vitamina D ou Calciferol
Função: regula o metabolismo do cálcio e do fósforo.
Fontes: gordura dos peixes, gorduras e gema de ovo.
Deficiência: raquitismo em crianças e osteomalacia em adultos.

Vitamina E ou Tocoferol
Função: antioxidante.
Fontes: azeites vegetais e sementes oleaginosas.
Deficiência: hemólise, debilidade e envelhecimento precoce.

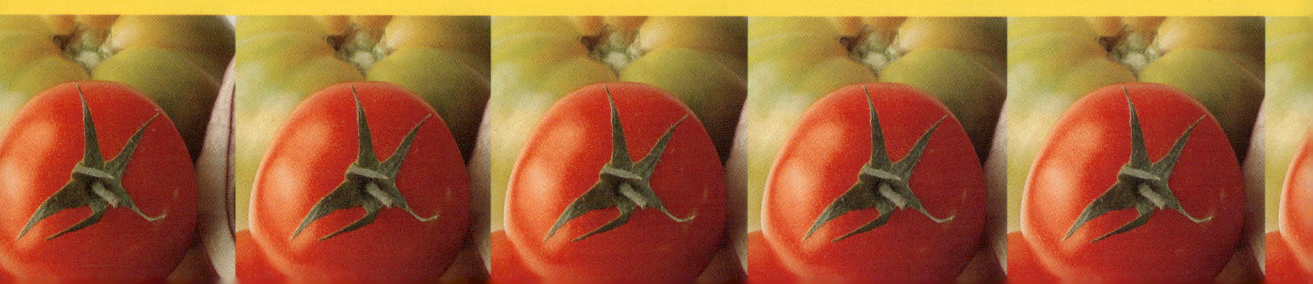

Vitamina K ou Quinona
Função: síntese de fatores de coagulação.
Fontes: vegetais de folha verde.
Deficiência: hemorragias.

Vitamina B_1 ou Tiamina
Função: metabolismo dos macronutrientes. Favorece a neurotransmissão.
Fontes: cereais integrais, carnes, legumes e oleaginosas.
Deficiência: afeta o sistema nervoso e cardiovascular.

Vitamina B_2 ou Riboflavina
Função: metabolismo dos macronutrientes.
Fontes: distribuída largamente em pequenas quantidades nos alimentos.
Deficiência: patologias oculares, anemia e neuropatias.

Vitamina B_3 ou Niacina
Função: metabolismo dos macronutrientes e necessária para a produção de hormônios.
Fontes: peixes, carnes, ovos e legumes.
Deficiência: debilidade muscular, anorexia e, em casos extremos, pelagra.

Vitamina B_5 ou Ácido pantotênico
Função: metabolismo dos macronutrientes e síntese do colesterol e dos fosfolipídeos.
Fontes: em todos os alimentos vegetais e animais.
Deficiência: sua carência é rara, salvo em casos graves de desnutrição.

Vitamina B_6 ou Piridoxina
Função: síntese do DNA e do RNA.
Fontes: cereais integrais, fígado, carnes, gema de ovo e legumes.
Deficiência: uma carência extrema origina anormalidades no sistema nervoso central.

Vitamina B_8 ou Biotina
Função: formação de energia.
Fontes: gema de ovo, fígado, cereais integrais e legumes.
Deficiência: sua carência produz depressão, anorexia, dor muscular e anemia.

Vitamina B_9 ou Ácido fólico
Função: formação de DNA e RNA.
Fontes: verduras de folha verde, fígado, ovos, peixes e legumes.
Deficiência: anemia megaloblástica e má-formações do tubo neural.

Vitamina B_{12} ou Cianocobalamina
Função: essencial para um bom metabolismo celular.
Fontes: carnes, miúdos, ovos, leite, produtos lácteos e peixes.
Deficiência: anemia perniciosa e transtornos neurológicos.

Vitamina C ou Ácido ascórbico
Função: formação de colágeno, de glóbulos vermelhos, ossos e dentes. Aumenta a resistência a infecções. Favorece a absorção de ferro. É antioxidante.
Fontes: frutas, verduras e hortaliças.
Deficiência: sua carência extrema causa escorbuto.

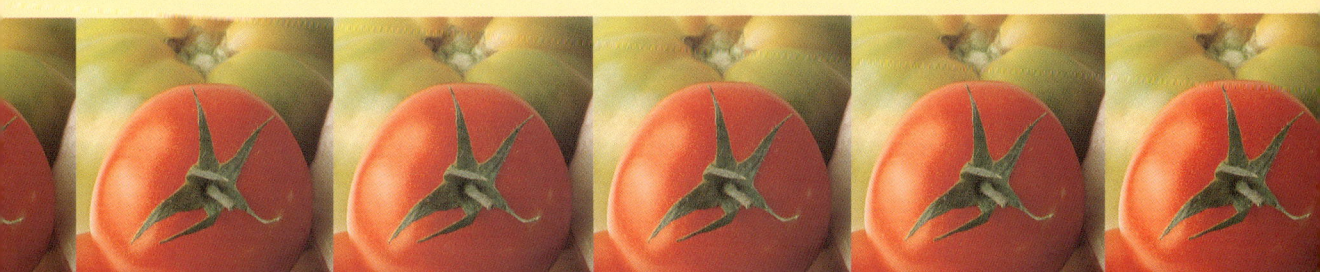

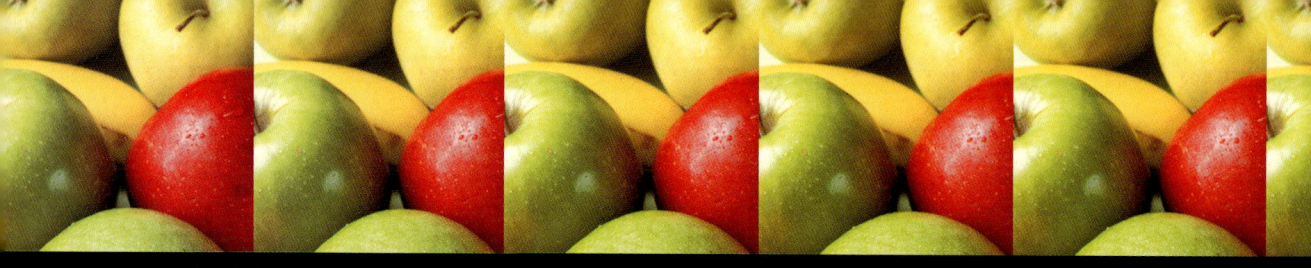

OS MINERAIS

Os minerais são os componentes inorgânicos da alimentação. Ainda que sejam necessários em **pequenas quantidades**, são essenciais para o funcionamento dos seres vivos.

Cálcio (Ca)
Funções: constituinte de ossos e dentes, essencial para a contração muscular.
Fontes: leite e produtos lácteos, peixes com espinhas, oleaginosos e verduras.
Deficiência: raquitismo, osteoporose, osteomalacia, cárie dentária, irritabilidade e palpitações.

Fósforo (P)
Funções: faz parte dos ossos. É um componente das moléculas energéticas (ATP), dos fosfolipídeos, componentes das membranas celulares e do tecido nervoso.
Fontes: produtos lácteos, gema de ovo, carne, peixes, legumes e oleaginosos.
Deficiência: fadiga, respiração irregular, desordens nervosas e debilidade muscular.

Magnésio (Mg)
Funções: ativador de muitas reações metabólicas, 50% estão nos ossos.
Fontes: vegetais verdes, cereais, legumes e chocolate.
Deficiência: alterações cardíacas e neuromusculares.

Sódio (Na)
Funções: regula a distribuição da água no organismo e intervém na transmissão do impulso nervoso.
Fontes: sal, azeitonas, queijo, embutidos, produtos salgados e pão.
Deficiência: em condições normais não se observa. Seu excesso provoca hipertensão.

Cloro (Cl)
Funções: favorece o equilíbrio ácido-base.
Fontes: sal, azeitonas, queijos, embutidos, produtos salgados e pão.
Deficiência: em condições normais não se observa.

Potássio (K)
Funções: participa da contração do músculo cardíaco.
Fontes: frutas, verduras frescas, legumes e oleaginosos.
Deficiência: alterações do ritmo cardíaco.

Ferro (Fe)
Funções: formação da hemoglobina, que transporta o oxigênio no interior dos glóbulos vermelhos.
Fontes: carne, fígado, moluscos, gema de ovo, espinafre, legumes, oleaginosos.
Deficiência: anemia ferropriva.

Zinco (Zn)
Funções: intervém em muitos processos metabólicos e é essencial para o desenvolvimento sexual. Também é antioxidante.
Fontes: ostras, peixes, legumes, verduras de folha verde, nozes e carne.
Deficiência: atraso na maturação sexual e retardo de crescimento.

Cobre (Cu)
Funções: formação da hemoglobina. Faz parte de muitas enzimas.
Fontes: legumes, mariscos, peixes e oleaginosos.
Deficiência: debilidade geral e envelhecimento precoce.

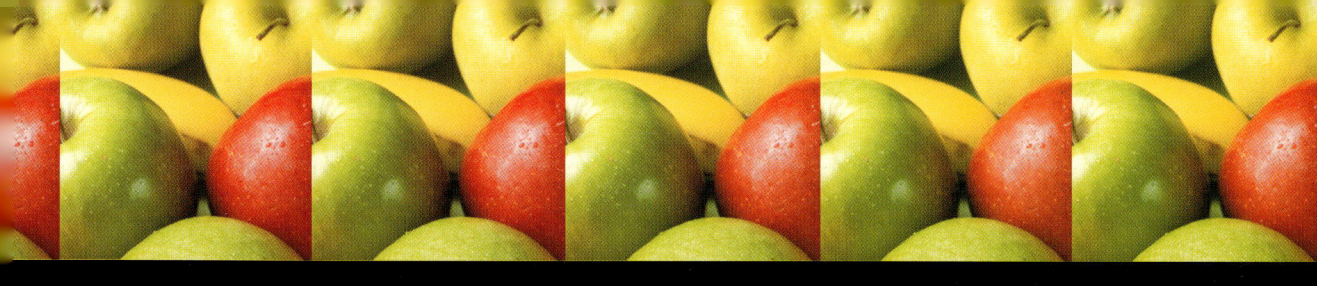

Iodo (I)
Funções: indispensável para o bom funcionamento da glândula tireóide.
Fontes: sal marinho, peixes, mariscos, algas, água e vegetais cultivados em solos ricos em iodo.
Deficiência: bócio.

Manganês (Mn)
Funções: intervém no metabolismo dos macronutrientes e de certos hormônios.
Fontes: cereais integrais, legumes, oleaginosos e mariscos.
Deficiência: em condições normais, não ocorre.

Flúor (F)
Funções: previne a cárie dentária e fortalece os ossos.
Fontes: água tratada, chá e sal fluoretado.
Deficiência: cárie dentária.

Molibdênio (Mo)
Funções: intervém no metabolismo de bases purínicas.
Fontes: germe de trigo, legumes, grãos integrais, vegetais verdes e lácteos.
Deficiência: anormalidades no metabolismo das purinas.

Selênio (Se)
Funções: é um potente antioxidante.
Fontes: peixes, mariscos, carne, lácteos, cereais, oleaginosas e alho.
Deficiência: causa envelhecimento precoce.

Cromo (Cr)
Funções: potencializa a ação da insulina.
Fontes: batatas, frutas, cereais integrais, ostras e fígado.
Deficiência: causa diabetes em idade avançada e doenças cardiovasculares.

| RECOMENDAÇÕES PARA CRIANÇAS DE 0 A 12 MESES ||||||||||||||
Meses	Ca mg	Fe mg	I µg	Zn mg	Mg mg	Vit.B_1 mg	Vit.B_2 mg	Vit.B_3 mg	Vit.B_9 µg	Vit.B_{12} µg	Vit.C mg	Vit.A µg	Vit.D µg
0-6	*210	*0,27	*110	*2	*30	0,2	0,3	2	65	0,4	*40	400	*5
6-12	*270	11	*130	3	*75	0,3	0,4	4	80	0,5	*50	500	*5

Meses	P mg	Cu µg	Mn mg	Mo µg	Se µg	Vit.E mg	Vit.K µg	Vit.B_5 mg	Vit.B_6 mg	Vit.B_8 µg
0-6	*100	*200	*0,003	*2	*15	*4	*2	*1,7	*0,1	*5
6-12	*275	*220	*0,6	*3	*20	*5	*2,5	*1,8	*0,3	*6

* Valores AI (Adequate Intake) é utilizada quando não há dados suficientes para a determinação da RDA.
RDA (Recommended Dietary Allowance) é o nível de ingestão dietética diária suficiente para atender às necessidades de um nutriente de praticamente todos os indivíduos saudáveis de um determinado grupo de mesmo gênero e estágio de vida.
Fonte: Institute of Medicine (IOM).

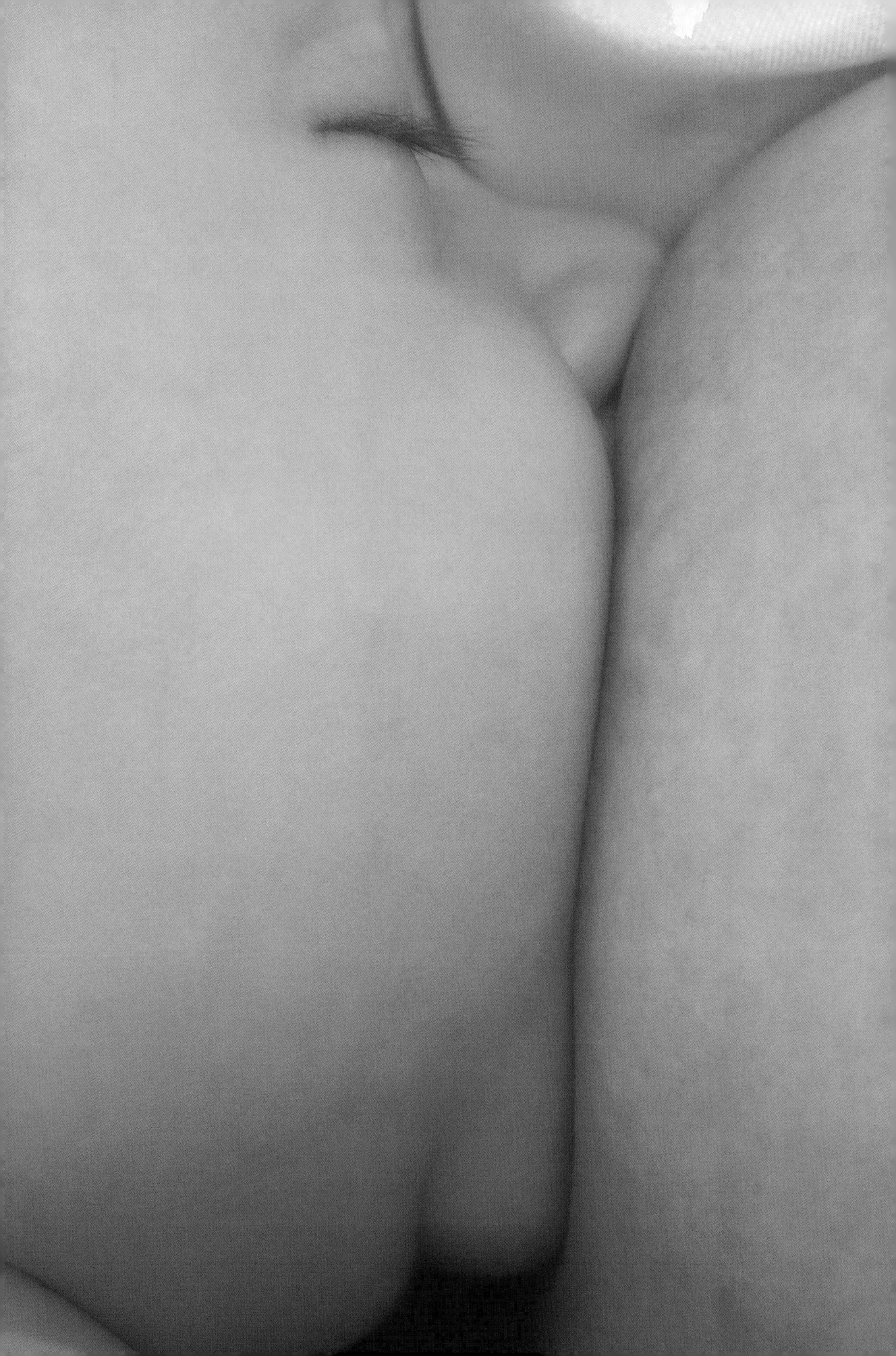

ENERGIA

A ARTE DE AMAMENTAR

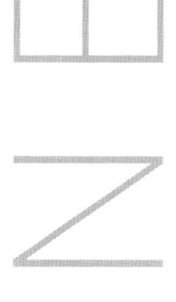

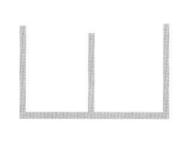

Durante os primeiros meses de vida o bebê só pode receber um tipo de alimento: o leite. O **aleitamento materno** é uma parte integral do processo reprodutivo que tem garantido a sobrevivência dos mamíferos por milhões de anos. Esse é o modo mais natural de alimentar o bebê, reforça a relação afetiva entre a mãe e o filho, e o protege de algumas infecções e processos alérgicos.

O leite materno **supre** perfeitamente as **necessidades nutritivas** porque contém o que o bebê necessita e está adaptado à imaturidade de seu sistema digestório.

O peito é uma fábrica perfeita, com um controle absoluto do equilíbrio entre a oferta e a demanda. A secreção de leite obedece a um conjunto de fatores que dependem da mãe, da criança e do ambiente que os rodeia.

As mamas não são torneiras abertas, mas sim glândulas prodigiosas capazes de armazenar a quantidade de leite necessária para cada ocasião.

COMO SE PRODUZ O LEITE MATERNO

Após o parto há uma mudança extraordinária no padrão hormonal da mãe. Repentinamente diminuem os valores de estrógeno e progesterona, o que vem acompanhado de um rápido aumento da secreção de **prolactina**. Esta estimula as células dos seios, que começam a absorver nutrientes da corrente sangüínea para produzir leite. Isto é o que se chama de **subida do leite**, que ocorre de dois a três dias após o nascimento.

O LEITE MATERNO, UM ALIMENTO ÚNICO

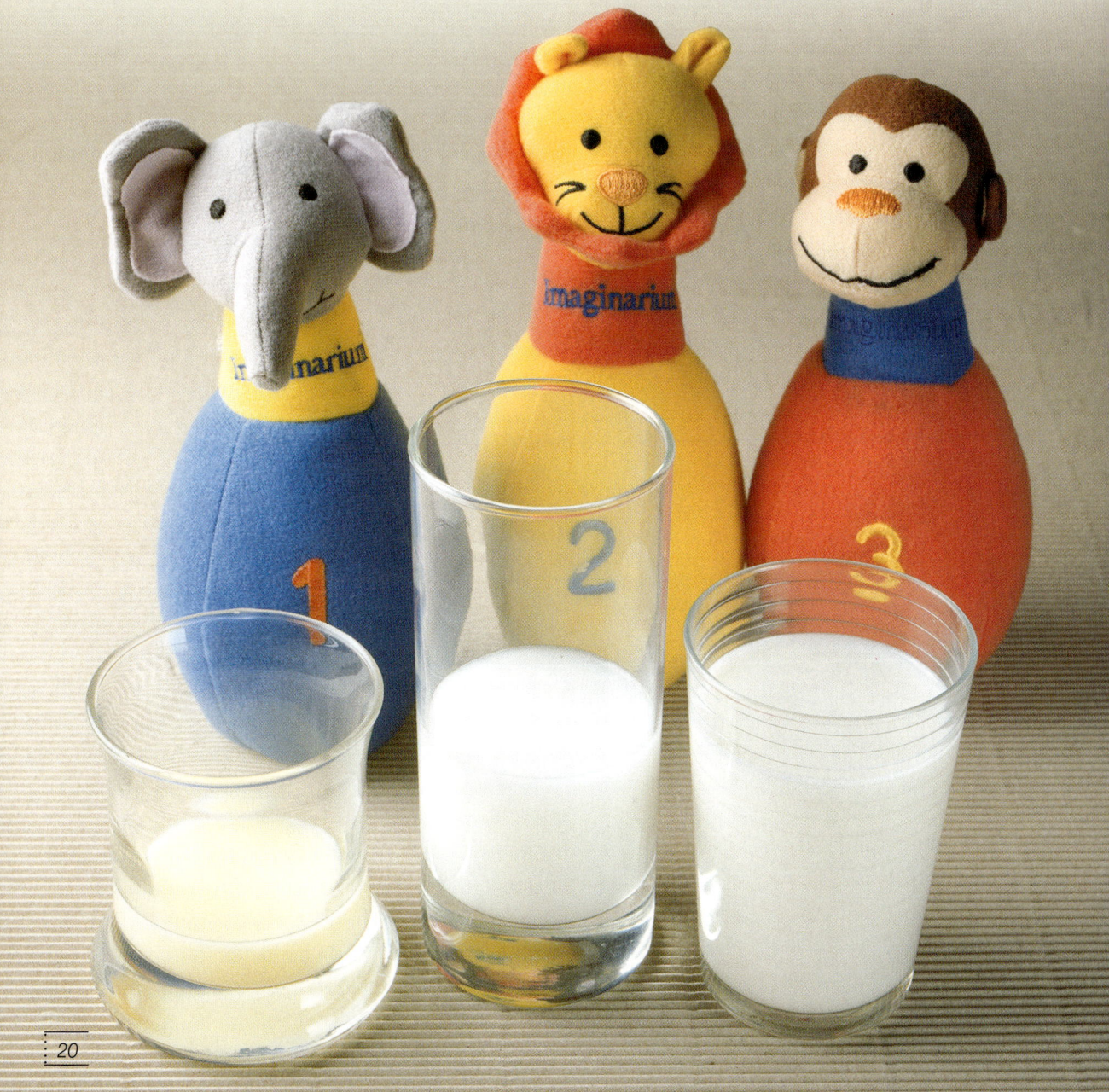

Deve-se dar o peito ao lactente o mais cedo possível, porque a sucção desencadeia no organismo materno um reflexo importante sem o qual a lactância não seria possível: o **reflexo lactogênio**. O estímulo de sucção produz alguns impulsos nervosos que favorecem a secreção de outro hormônio, a **ocitocina**, que chega aos seios através do sangue provocando a contração de pequenos músculos que permitem a saída do leite de forma adequada. A ocitocina também favorece a recuperação do útero, facilitando que ele volte ao tamanho normal; é um pouco dolorosa, mas um sinal evidente de que a natureza segue seu curso.

O reflexo lactogênio permite que se continue produzindo prolactina, que estimula a produção de leite. O simples fato de ver seu filho, de preparar-se para dar-lhe o peito ou de escutar seu choro pode desencadear esse reflexo na mãe. Nessas circunstâncias não é de se estranhar que os seios vazem.

Uma vez que se estabeleceu o aleitamento, o sucesso depende mais de um bom esvaziamento dos seios do que do nível de prolactina. Caso ocorra o esvaziamento total do peito, a produção aumenta, já que, de alguma maneira, o corpo recebe a informação de que o bebê necessita de mais alimento.

Quando o bebê deixa de mamar, a produção de leite cessa em uma ou duas semanas.

PORÇÕES DIÁRIAS POR GRUPOS DE ALIMENTOS PARA UMA MULHER LACTANTE	
Cereais	4-5 porções
Verduras e hortaliças	2 porções
Frutas	3 porções
Carnes, peixes e ovos	2,5 porções
Leite e derivados	5 porções
Gorduras	4 porções
Água	8 copos

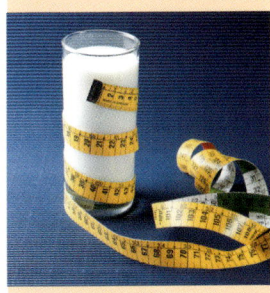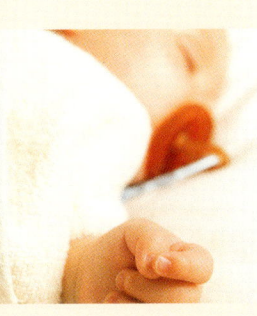

UMA COMPOSIÇÃO QUE EVOLUI

Sabe-se que a composição do leite materno varia conforme transcorrem os dias. Nos primeiros cinco dias após o parto, produz-se o **colostro**, um líquido de cor amarelada. Seu volume é pequeno, mas é muito nutritivo, rico em proteínas e anticorpos que transferem imunidade ao bebê. O colostro é uma substância única, nenhum laboratório pôde produzi-lo. Mais tarde, esse líquido muda de composição e aparece o chamado **leite de transição** para, ao longo de 10 ou 15 dias, converter-se no **leite maduro**. Durante esse período o leite passa a ser cada vez mais pobre em proteínas e mais rico em carboidratos e gorduras.

Seu conteúdo também varia ao longo do dia e, até mesmo, na mesma mamada, sendo no início mais líquido e ao final mais gorduroso, o que contribui para saciar o bebê.

O colostro transfere imunidade ao bebê.

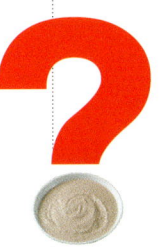

Não se demonstrou que algum alimento favoreça a produção de leite, nem as folhas das tâmaras em rama, nem o bacalhau com batatas, nem o leite de amêndoa e, muito menos, a cerveja.

COMO ASSEGURAR UMA BOA PRODUÇÃO DE LEITE

A alimentação da mãe é determinante para a produção e a qualidade do leite.

Contrariamente ao costume popular, uma mãe lactante não deve comer em excesso; não é necessário comer por dois, mas para dois. A sensação de fome é o melhor regulador das calorias das quais se precisa. O importante é fazer uma **dieta variada e equilibrada**. É recomendável incluir uma porção a mais de lácteos diariamente, pois as necessidades de cálcio aumentam para 1.000 a 1.300 mg ao dia. Dessa maneira, ela suprirá boa parte das calorias extras de que se necessita nesta etapa.

A água é o principal componente do leite, por isso não se esqueça de ingeri-la com freqüência, sempre que tiver sede ou a urina apresentar uma coloração escura.

Não se aconselha fazer nenhuma dieta de emagrecimento enquanto estiver amamentando, em especial durante os primeiros meses, pois a perda de mais de meio quilograma por semana, pode reduzir a produção de leite.

Outro ponto-chave para o sucesso desse processo é a atitude da mãe.

Descanse tanto quanto possível, sobretudo nas primeiras semanas.

A fadiga e a tensão nervosa dificultam notavelmente a produção de leite. Tente descansar entre as mamadas, enquanto o bebê dorme, e retome as técnicas de relaxamento anteriores ao parto. Faça apenas o que for imprescindível, e dedique-se com calma às atividades domésticas.

É essencial que as mamas se esvaziem por completo; se seu filho não esgota todo o conteúdo, retire o leite extra para assegurar a produção para a próxima mamada.

Obtenha o apoio de seu companheiro e da família, permita que uma pessoa experiente a aconselhe e, se algo a preocupa, não deixe de consultar seu médico. Você verá que pouco a pouco aumenta a produção de leite e, sobretudo, não dê a seu filho nenhuma mamadeira se o médico não a indicar.

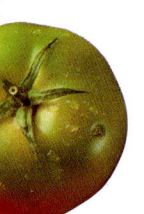 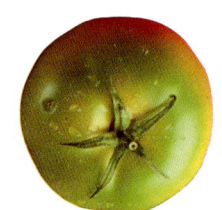 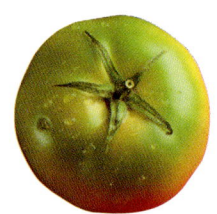 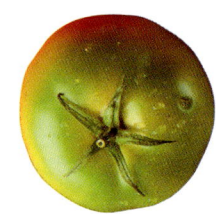

PROBLEMAS DOS SEIOS

	Descrição	Prevenção
Mamilos rachados	dor pulsante quando o bebê suga.	Mamadas curtas e freqüentes durante os primeiros dias e recolocação correta do bebê no peito.
Seios inchados	seio extraordinariamente cheio e dolorido.	Alimente o bebê com freqüência, procurando esvaziar o peito.
Ducto bloqueado (mastite não infecciosa)	Mancha dura e avermelhada. Às vezes, pode-se observar um inchaço.	Use um sutiã que não aperte e mude o bebê de posição entre as mamadas.
Mastite infecciosa	Infecção aguda acompanhada de febre. Mancha dura e avermelhada no seio afetado.	Higiene minuciosa dos mamilos e auréolas. Troca regular dos discos protetores.

CUIDADOS E PROBLEMAS DOS SEIOS

Muitas mulheres deixam de amamentar nas primeiras semanas por causa dos incômodos que os seios podem lhes causar. Use um sutiã especial para mães lactantes, que proporcione boa sustentação, mas sem compressão. Os mais práticos são os que permitem ter um peito protegido enquanto o bebê mama no outro. Tenha um cuidado especial com sua higiene pessoal; se quiser, você pode limpar o bico do seio antes e depois de cada mamada. Ao terminá-la coloque alguns discos protetores ou gases e substitua-os tão logo comecem a ficar umedecidos. A maioria dos problemas dos seios decorre da hipertensão láctea e de uma posição incorreta do bebê no peito. Não deixe de amamentar a não ser que seu médico assim a aconselhe.

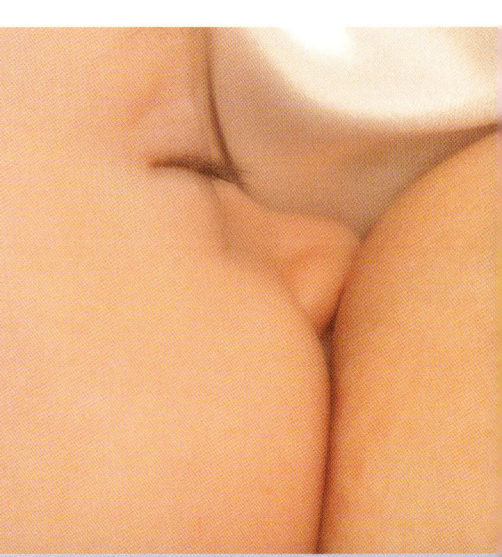

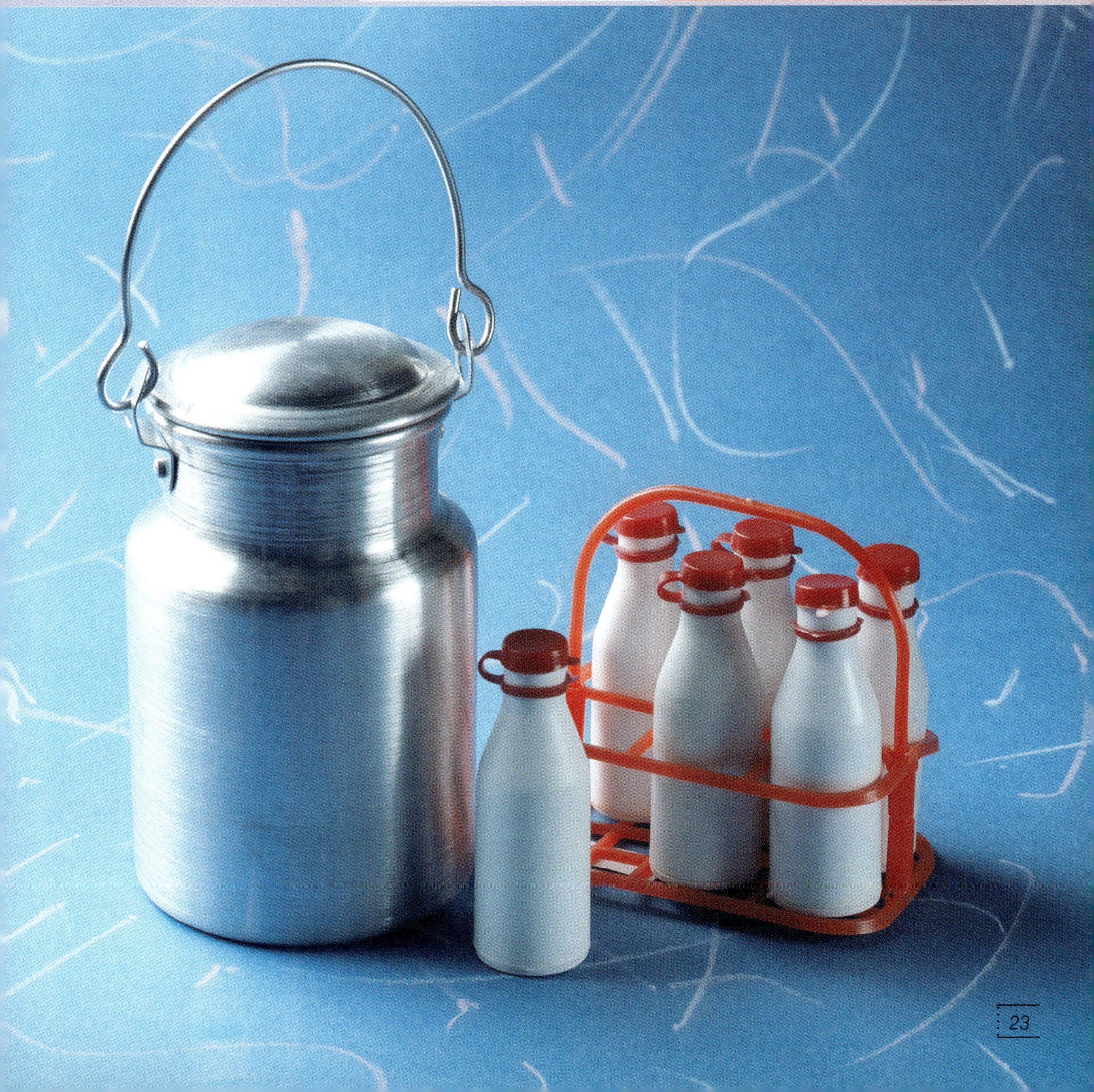

A DECISÃO DE AMAMENTAR

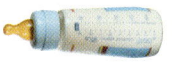
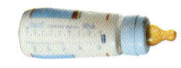

A maioria das mulheres é fisiologicamente apta para amamentar.

Não há nenhuma situação que impeça uma mãe saudável de amamentar seu bebê. O importante é que você esteja segura de querer fazê-lo.

Amamentar é um processo natural que lhe proporcionará uma sensação única, mas também é uma técnica que se deve aprender como qualquer outra atividade da vida.

O bebê deve ser posto no peito o quanto antes. Recomenda-se não esperar mais de três horas após o parto para dar a primeira mamada, para não se desperdiçar o colostro. Nos primeiros dias você deve dar o peito ao bebê cada vez que ele der sinais de ter fome (procurar o peito, chupar as mãos, chorar), assim o leite subirá antes e será mais abundante.

Se você já se decidiu pelo aleitamento materno não convém dar ao bebê nenhuma mamadeira complementar, pois dessa forma ele poderia recusar o peito, já que é mais fácil sugar o bico de uma mamadeira do que o peito, e acostumar-se a mamar o peito de forma incorreta.

Quando amamentar, ocupe-se apenas de seu bebê e faça o possível para que o ambiente seja agradável, sem barulho e sem gente. Se a primeira mamada é satisfatória, você sentirá o afeto de seu filho por você, o que é decisivo para o estabelecimento de uma boa amamentação.

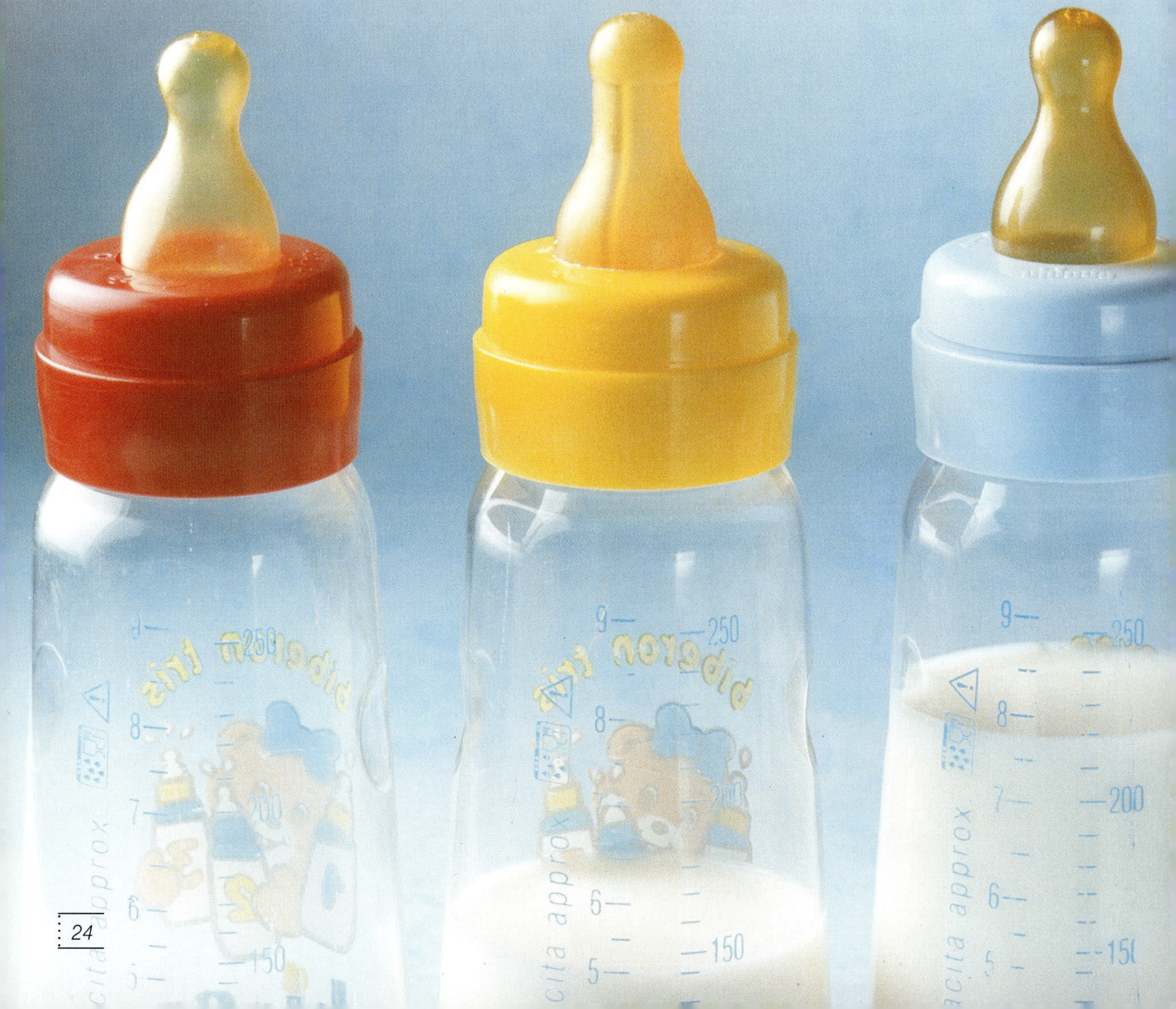

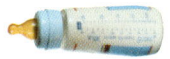 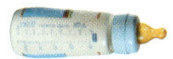 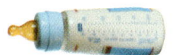 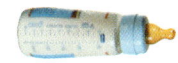

FREQÜÊNCIA E NÚMERO DE MAMADAS													
Horas	24	2	4	6	8	10	12	14	16	18	20	22	24
Bebê de 15 dias	☺		☺		☺	☺	☺	☺	☺	☺	☺	☺	☺
Bebê de 2-3 meses			☺			☺		☺		☺		☺	☺
Bebê de 4-6 meses					☺		☺		☺		☺		☺

SINTA-SE CONFORTÁVEL

A postura está correta quando a mãe se encontra acomodada e relaxada e o bebê agarra-se bem ao peito. Nos primeiros dias, talvez você se acomode melhor deitada de lado na cama, com o bebê recostado contra seu corpo. Sempre que estiver sentada ao amamentar, certifique-se de que as costas e os braços estejam relaxados. Nas primeiras vezes que der o peito a seu bebê, pode ser que você tenha que ajudá-lo a encontrar o bico, acariciando a bochecha mais próxima deste. Tenha paciência. O bebê pegará bem o peito se em sua boca estiver o bico e boa parte do mamilo. Ele deve respirar sem dificuldades; aperte levemente o seio com os dedos por cima do mamilo e separe-o do rostinho dele. Para terminar a mamada e interromper o efeito de uma ventosa de seus lábios, introduza o dedo mindinho entre sua pele e a bochecha do bebê ou aperte levemente o queixo dele; não tire-o do peito para separá-lo porque, desse modo, você só machucará seu peito.

FREQÜÊNCIA, DURAÇÃO E NÚMERO DE MAMADAS

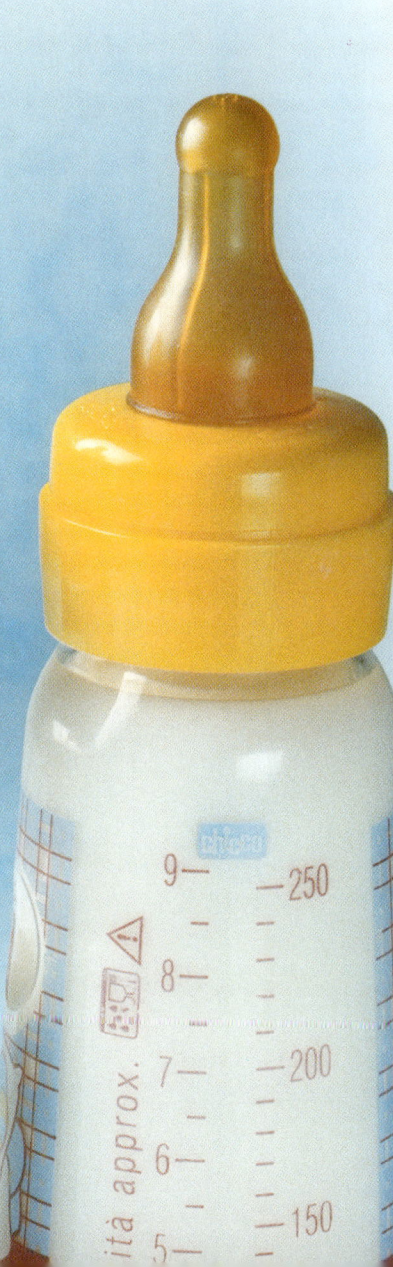

O que regula a produção é a demanda de leite pelo bebê. Portanto, uma mãe com gêmeos pode produzir o dobro de leite. Alimente seu filho segundo **a demanda** e deixe que ele mame até que se satisfaça. Quando ele perder o interesse pelo primeiro peito, aproxime-o do outro. Ele decidirá se necessita ou não de mais alimento. Na próxima mamada, comece sempre pelo último peito da mamada anterior.

Nos primeiros dias, os bebês têm fome a cada 2 ou 3 horas, e é suficiente que mamem entre 5 e 10 minutos, ou seja, eles necessitam comer entre 8 e 10 vezes por dia. Mas fique tranqüila, porque esse ritmo não será assim para sempre; com o tempo, a freqüência e a duração das mamadas diminuem. Até o primeiro mês, eles suportam entre 3 e 4 horas, e aos três meses começam a dormir toda a noite, mas não elimine essa mamada se ele acordar chorando. Quando a amamentação está bem-estabelecida, 20 minutos são o tempo suficiente para que ele se alimente bem, já que nos 5 primeiros minutos o bebê consome cerca de 80% do leite do peito, mantendo-se preso a este por mais tempo por puro prazer.

Leve sempre em conta que nem todos os bebês são iguais, alguns têm mais fome do que outros, e nem todos mamam na mesma velocidade.

ARROTO E DEFECAÇÕES

Ajude-o a expulsar o ar
Durante a mamada, o bebê também suga ar, que deverá ser expulso em seguida para não lhe causar mal-estar.

Entre a mamada de um peito e outro mantenha-o em posição vertical, apoiando sua cabecinha, batendo suavemente em suas costas para facilitar o arroto. Não lhe dê golpes, porque ele corre o risco de vomitar parte da mamada. Não se preocupe demais com o arroto, os bebês alimentados no peito sugam pouco ar.

Controle as fezes do bebê
A primeira defecação chama-se mecônio e o normal é que ele seja expelido nas primeiras 48 horas de vida. É de cor verde-escuro, quase negro. Se após 4 ou 5 dias o bebê ainda excreta o mecônio, isso pode indicar que ele não está se alimentando o suficiente, e o mais provável é que perca peso. Quando o bebê começa a tomar o colostro, logo as fezes ganham uma cor verde mais claro; logo depois, marrom-escuro, e, finalmente, até o quarto ou quinto dia, quando já ocorreu a subida do leite, amareladas.

A fezes são moles e pouco consistentes. O número de defecações pode variar desde uma a cada mamada até uma a cada três dias. Não se preocupe, é normal que as defecações ocorram em intervalos irregulares, e isto não indica prisão de ventre ou diarréia.

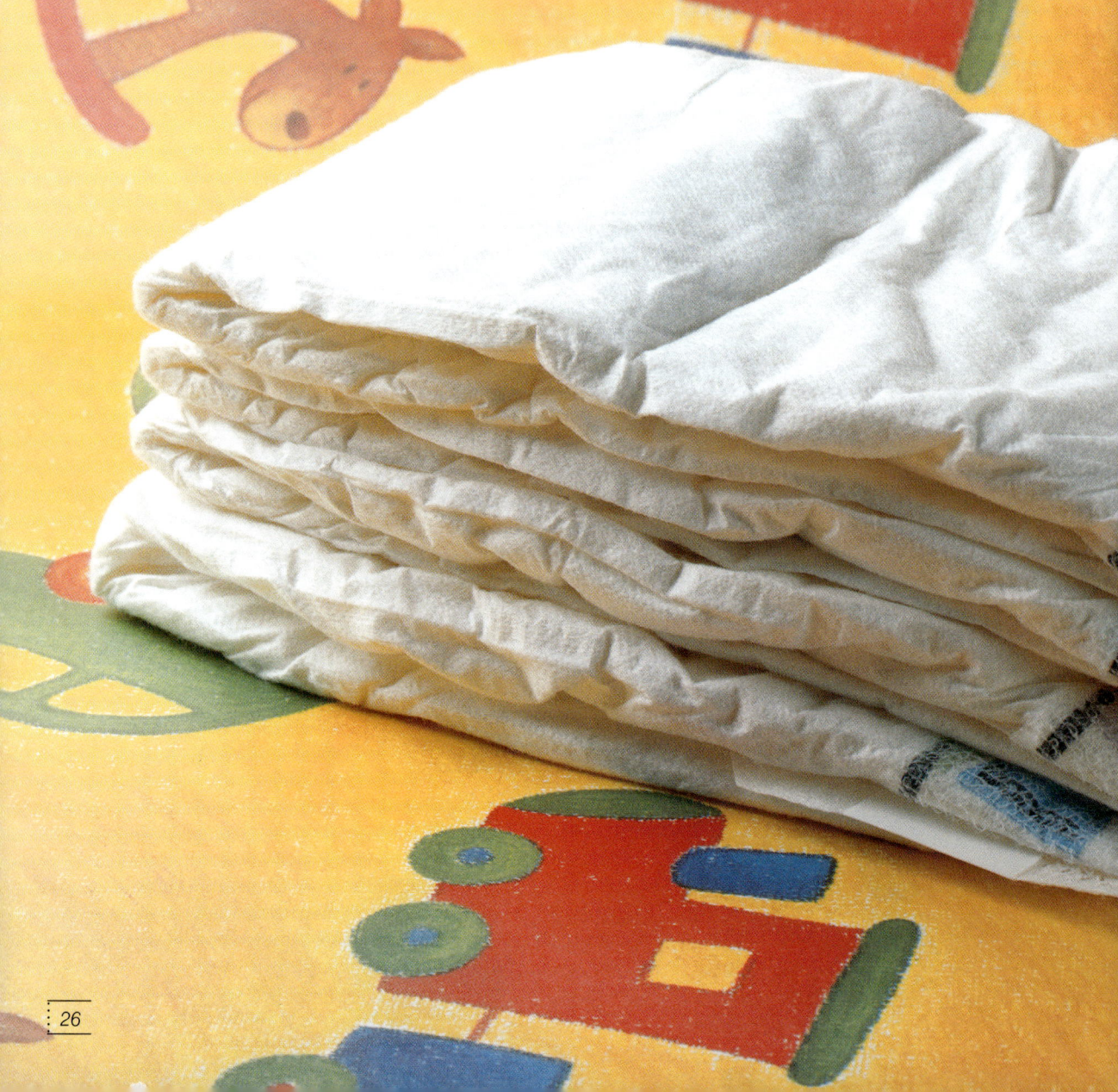

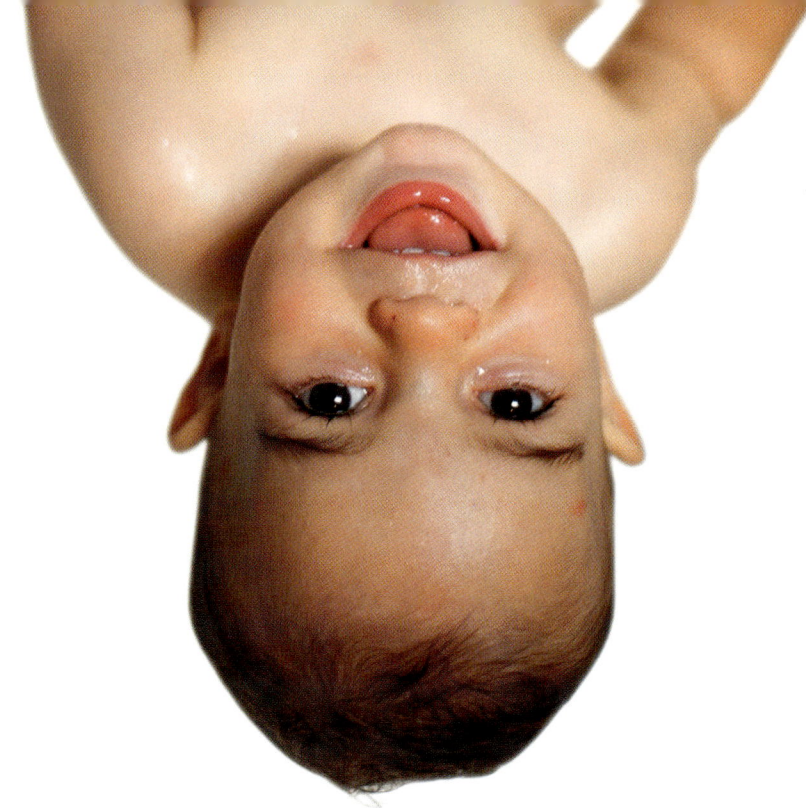

Não seja escrava da balança, pese seu filho a cada semana e sempre na mesma balança.

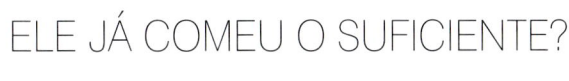

ELE JÁ COMEU O SUFICIENTE?

Se você é mãe pela primeira vez, talvez seja isto o que mais a preocupe nas primeiras semanas. A quantidade de leite não tem nenhuma relação com o tamanho dos seios. Seios pequenos podem produzir tanto ou mais leite que os seios maiores. Para saber se seu filho está satisfeito controle:

• O **intervalo entre as mamadas**. Em geral, se ele é capaz de esperar cerca de três horas, é porque está satisfeito com o que ingere.

• O **aumento de peso**. Um bebê que ganha cerca de 150 ou 200 g de peso por semana, recebe calorias suficientes para um bom desenvolvimento.

Se seu bebê parece satisfeito, mas ganha pouco peso, não se preocupe, pode ser que se trate de um bebê de compleição pequena. Em contrapartida, se ele ganha peso de forma correta, mas chora muito, consulte seu pediatra, porque pode tratar-se de um bebê faminto que precisa de mais alimento ou que sofra das típicas cólicas dos primeiros meses.

Não seja escrava da balança, pese seu filho uma vez por semana e sempre no mesmo aparelho. Não convém submeter o bebê a um rígido controle diário, muito menos antes e depois das mamadas, pois isso irá angustiá-la.

O BEBÊ NÃO QUER MAMAR

Não é um problema muito freqüente, mas alguns bebês, repentinamente, rejeitam o peito. Pode ser que se trate de algo passageiro, que ocorra somente por 3 ou 4 dias, e não significa que o bebê esteja em processo de desmame. Algumas das razões mais comuns podem ser o simples fato de você ter trocado de desodorante ou perfume, e por isso seu filho não reconhece seu odor, ou que você esteja muito estressada, ou que o bebê esteja um pouco indisposto, esteja com o nariz obstruído, feridinhas na boca ou dor de ouvido. Pode ser também que ele comece a ter gengivas inflamadas, ou que você tenha mudado o horário das mamadas.

Mantenha a calma. Não se preocupe além da conta, dedique-lhe todo o tempo que dispuser, aconchegue-o em seu colo mesmo que não vá amamentá-lo para que ele volte a ter confiança em seu peito.

Se ele começar a chorar no início da mamada, pare e console-o. Tente novamente um pouco mais tarde, quando ele estiver mais tranqüilo ou semi-adormecido e, sobretudo, **tenha paciência**, não desista neste momento. Não deixe de amamentar se não houver uma razão médica que o justifique.

LEITE COM SABOR RUIM

O leite materno muda de sabor e de cor de acordo com a alimentação da mãe, que pode, inclusive, tornar sua digestão mais difícil ou fazer o bebê recusar o leite. Os alimentos envolvidos nesses casos podem ser a alcachofra, a cebola, os aspargos, o nabo, o alho, o aipo, o alho-porró e as verduras flatulentas, como as couves.

No entanto, não elimine nenhum alimento de sua dieta sem observar a reação de seu filho, pois esta varia muito de um bebê para outro.

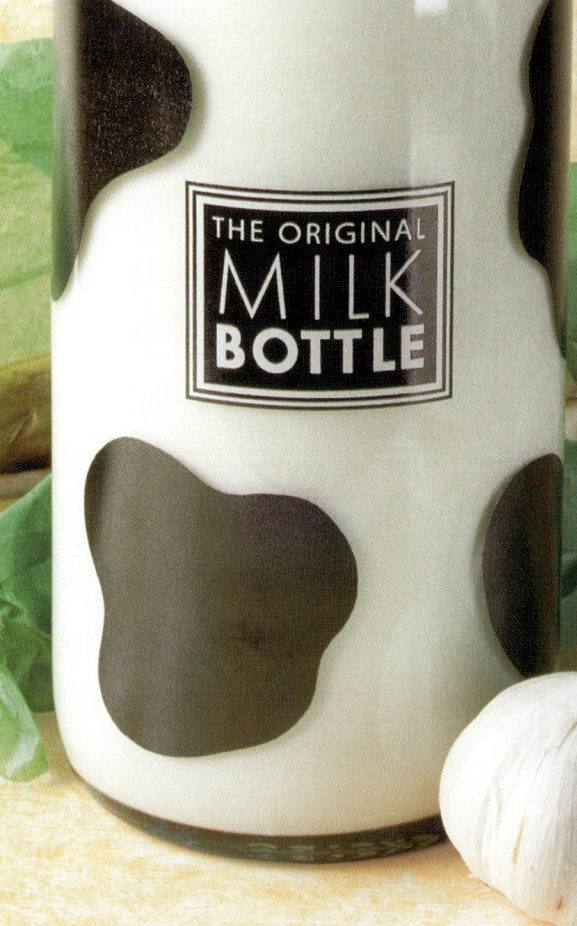

QUANDO É CONTRA-INDICADO AMAMENTAR

Quando a mãe sofre de uma cardiopatia, de uma insuficiência renal ou hepática, uma enfermidade contagiosa ou de qualquer outra enfermidade grave, é dependente química ou está submetida a algum tratamento com medicamentos que passam para o leite materno, não deve amamentar. Com relação ao bebê, apenas algum defeito anatômico, como lábio leporino ou fissura palatina, ou alguma alteração no reflexo de sucção justificaria não amamentá-lo.

Fármacos desaconselhados na lactância:
- Anticancerígenos
- Radiofármacos
- Ergotamina e seus derivados (usados em caso de enxaquecas)
- Lítio (antidepressivo)
- Tetraciclinas e cloranfenicol (antibióticos)
- Fenilbutazona (analgésicos/antiinflamatórios)
- Atropina (anticolinérgico)
- Tiouracilo (antitireóideo)
- Iodados (antitussígenos)
- Mercúrios (diuréticos)
- Diazepan e outros ansiolíticos
- Corticóides em grandes doses
- Álcool, cafeína e teofilina em doses elevadas

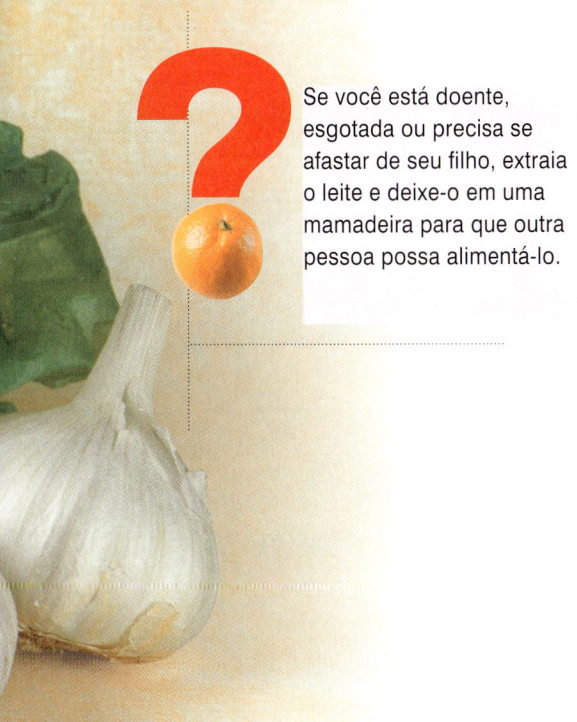

Se você está doente, esgotada ou precisa se afastar de seu filho, extraia o leite e deixe-o em uma mamadeira para que outra pessoa possa alimentá-lo.

CONSELHOS PARA COLETAR O LEITE

Você pode fazê-lo com suas próprias mãos ou por meio de uma bomba extratora de leite. Não há motivo para a extração do leite ser dolorosa; se você sente dor, significa que não está fazendo corretamente.
Quando manipular seu leite, você deve manter uma higiene muito rigorosa.
O melhor momento para a retirada é a primeira hora da manhã, porque é quando se tem uma maior quantidade.

Extração manual:
1. Comprima a parte externa do peito fazendo-o girar.
2. Repita essa operação 10 vezes.
3. Comprima ambos os lados do mamilo e empurre o peito contra as costelas até que o leite flua. Recolha-o em uma vasilha esterilizada.

AMAMENTAR QUANDO SE VOLTA AO TRABALHO

Trabalhar não significa deixar de amamentar. Para continuar com o aleitamento você pode **extrair** um pouco de leite depois de cada mamada e **armazená-lo** na geladeira ou no congelador. Guarde-o em pequenas quantidades, suficientes para uma mamada e utilize recipientes de plástico, porque os leucócitos aderem ao vidro. Você poderá dar-lhe de mamar quando estiver em casa, e para as demais mamadas, prepare as mamadeiras com seu leite para que outra pessoa possa dá-las ao bebê durante a sua ausência.

Você pode conservar o leite na geladeira por 72 horas, ou por seis meses no congelador. Nunca o descongele no microondas, nem com água muito quente, porque ele perderia parte de suas propriedades. Você deve passá-lo do congelador para a geladeira na noite anterior, para que descongele lentamente. Esquente as mamadeiras em água morna, nunca em água fervendo. Para seu filho, o ideal seria que você voltasse a trabalhar o mais tarde possível, quando ele estivesse com cinco ou seis meses, período em que ele já começou a comer as papinhas. Se você puder acrescentar suas férias à licença maternidade, melhor ainda.

OS BENEFÍCIOS DO ALEITAMENTO MATERNO

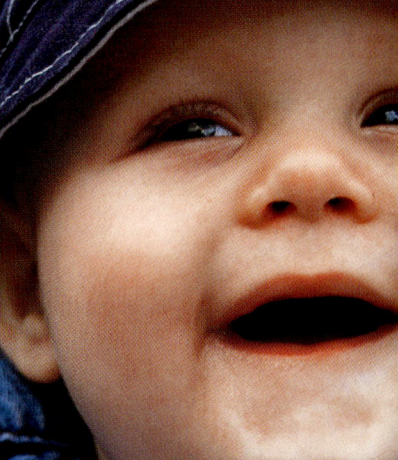
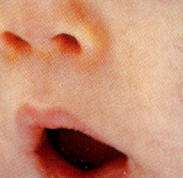
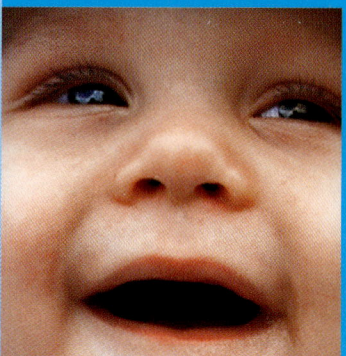

Cada espécie de mamíferos produz um tipo diferente de leite que se adapta em quantidade e qualidade às necessidades de desenvolvimento de sua cria. O leite materno é o ideal para o bebê porque a natureza criou-o expressamente para ele. Ele contém a quantidade exata de nutrientes de que o bebê necessita e possui muitas vantagens adicionais.

VANTAGENS PARA A SAÚDE DO BEBÊ

Fortalece seu sistema imunológico
Os bebês amamentados são **menos propensos a contrair doenças**, já que, além dos anticorpos recebidos da mãe pelo cordão umbilical, se beneficiam dos anticorpos presentes no colostro. São menos propensos a sofrer de gastroenterites, de bronquites, de otites médias e de infecções do trato urinário.

Diminui o risco de alergia
Vários estudos indicam que a cada mil bebês em torno de sete apresentam alergia ao leite de vaca, presente na maioria dos leites adaptados. Este problema não ocorre com o leite materno. Além disso, comprovou-se que o leite materno protege contra os processos alérgicos em geral. A intolerância ao leite materno é raríssima; é o mais bem tolerado de todos.

Evita a prisão de ventre
Quando se compara a composição do leite de vaca com a do leite materno, observa-se que o primeiro tem um conteúdo muito alto de caseína, proteína que forma alguns coágulos no estômago, os quais dificultam sua digestão. Já a quantidade de caseína no leite humano é muito baixa, razão pela qual é digerido rapidamente, facilitando o trânsito intestinal.

Reduz o índice de obesidade
Os bebês amamentados são menos propensos a ganhar peso, já que eles mesmos controlam a quantidade de leite que ingerem e, desse modo, não excedem suas necessidades. Além disso, o leite materno tem um baixo conteúdo de açúcar, o que evita o apego ao doce.

Previne o surgimento de cáries
A lactose, o açúcar do leite, tem um potencial cariogênico baixo e, além disso, com o aleitamento materno não se adotam as mamadeiras açucaradas.

Favorece uma melhor estrutura bucal
O tipo de sucção que o bebê realiza para extrair o leite do peito permite uma melhor formação da estrutura dos ossos do palato, assim como das mandíbulas e dos dentes.

Menor índice de morte súbita
Os estudos mais recentes relacionam, entre outros fatores, o aleitamento materno com o menor risco de ocorrência de morte súbita.

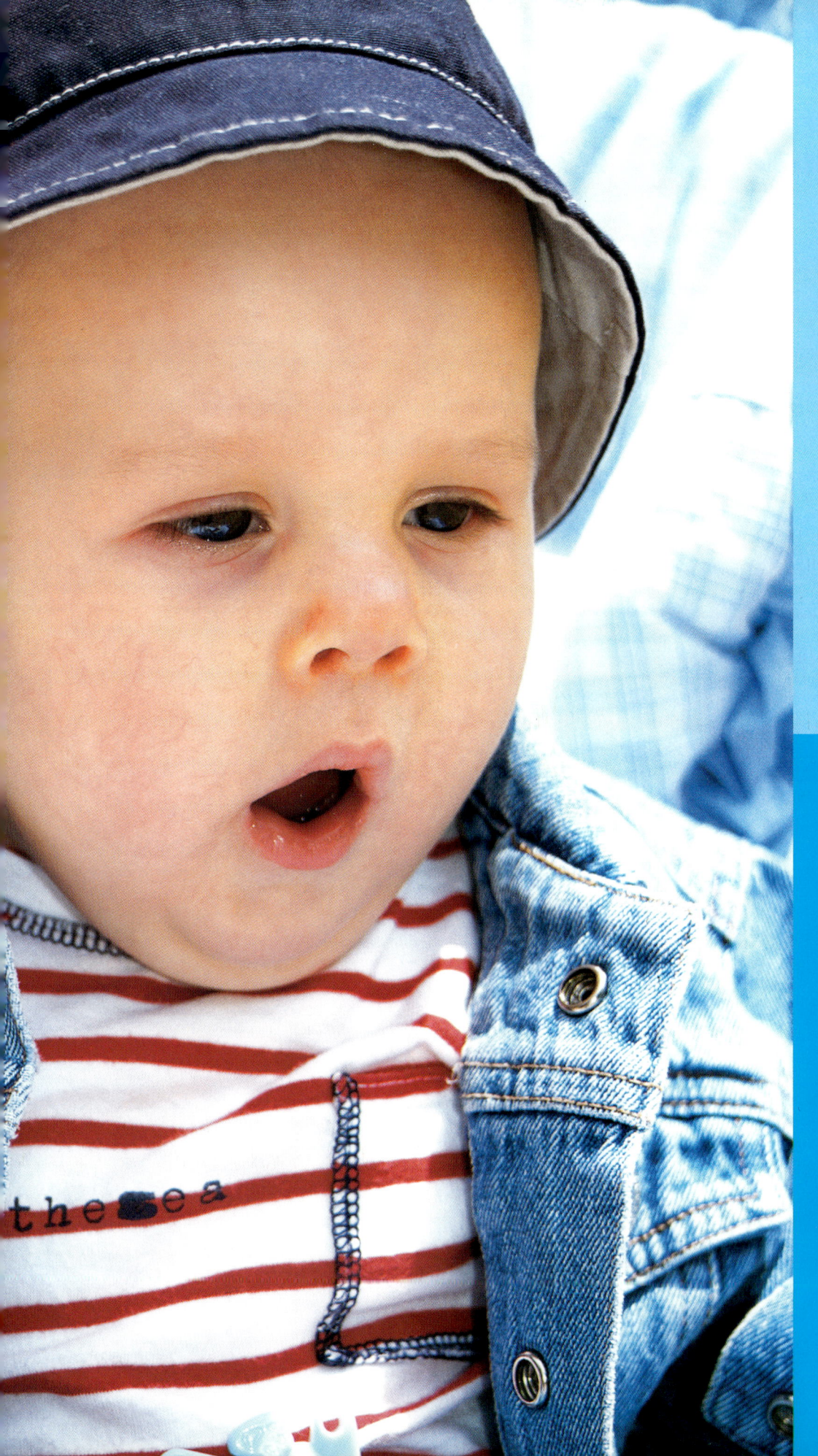

VANTAGENS DO LEITE MATERNO

Maior assepsia e temperatura regulada
O leite materno, a não ser que seja extraído e conservado em freezer ou geladeira, é sempre fresco, está na temperatura adequada e livre de contaminações.

Sempre disponível
Como não requer nenhum tipo de preparo ou de manipulação, o leite materno está sempre disponível, em qualquer lugar e a qualquer momento.

"Acondicionamento" agradável para o bebê
O calor do seio materno oferece uma sensação única ao bebê, que nenhuma mamadeira pode proporcionar.

Favorece a relação afetiva mãe-filho
O aleitamento estabelece um laço afetivo extraordinário entre a mãe e o bebê, que não ocorrerá em nenhuma outra situação da vida.

Conteúdo nutricional específico para o bebê
O leite materno contém a quantidade exata de substâncias nutritivas que seu filho precisa, e não pode ser imitada por nenhum outro leite. Ele é, sem dúvida, a melhor maneira de alimentar seu filho.

COMPOSIÇÃO DO LEITE MATERNO EM COMPARAÇÃO AO LEITE DE VACA

	Leite materno	Leite de vaca
Energia (kcal/dl)	70	65
Proteínas (g/dl)	0,9	3,5
Lactose (g/dl)	7	5
Gordura (g/dl)	4,5	3,7
Cálcio (mg/dl)	30	117
Sódio (mEq/dl)	0,7	2,2

Melhor biodisponibilidade dos nutrientes
Embora o leite materno não se destaque pela quantidade de alguns nutrientes, como o ferro e o cálcio, ele favorece, em grande parte, a biodisponibilidade destes, ou seja, a capacidade do organismo de assimilá-los.

Contribui para a colonização da flora intestinal
O leite materno possui um fator de crescimento do *Lactobacilus bifidus* que permite a sua colonização em todo o trato intestinal, evitando assim a colonização de agentes patógenos que podem afetar o sistema digestório do bebê.

Favorece a maturação do sistema nervoso
O leite materno tem uma composição de ácidos graxos específica para o bom desenvolvimento do sistema nervoso.

Evita os inconvenientes da mamadeira
Caso você tenha se decidido pelo aleitamento materno, não precisará esterilizar mamadeiras, prepará-las e carregá-las a todos os lugares com outros utensílios.

Baixo custo
O leite materno não requer nenhum gasto extra em seu orçamento, é gratuito.

LEITE MATERNO *VERSUS* LEITE DE VACA

O leite materno difere quantitativa e qualitativamente do leite de vaca. Tem menos proteínas e sais minerais do que o de vaca, embora o nível de gorduras seja semelhante. A concentração de carboidratos, sobretudo de lactose, é superior no leite materno, assim como de algumas vitaminas, em particular a vitamina E. Quanto aos minerais, vale destacar que o leite materno possui um teor de sódio muito inferior ao de vaca, o que resulta em benefício para o intestino pouco maduro do recém-nascido. Seu teor de cálcio é inferior ao do leite de vaca, mas essa baixa concentração é compensada pela excelente absorção desse mineral, que se observa até mesmo nos menores lactentes.

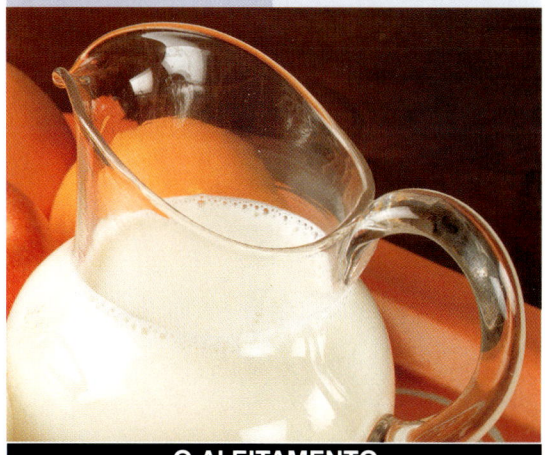

O ALEITAMENTO PARA BEBÊS PREMATUROS

A composição do leite de mães de bebês prematuros difere sensivelmente do leite das mães com bebês a termo. Ele apresenta uma concentração maior de proteínas e menor de lactose que se adapta às necessidades nutricionais desse bebê. No decorrer do aleitamento essas diferenças diminuem. Se o prematuro estiver capacitado para sugar e engolir, não se deve privá-lo da oportunidade de mamar, com a desculpa de que ele se cansará menos se tomar a mamadeira. Essa capacidade está desenvolvida na 32ª semana de gestação e está demonstrado que recém-nascidos com 1.300 a 1.400 g podem mamar se a infra-estrutura hospitalar for adequada. Caso você esteja nessa situação, não deixe de informar à equipe da maternidade seu desejo de amamentar o bebê, ela verificará se isso é possível.
Talvez no começo seja mais fácil dar seu leite na mamadeira mas, assim que houver uma oportunidade ofereça-lhe o peito.
Tenha paciência, não desista. Os prematuros menores, incapazes de sugar e engolir, devem ser alimentados com cateter, o que pode retardar seu aprendizado para mamar.
Por último, é importante assinalar que está comprovado que o aleitamento materno facilita a maturação neurocerebral de bebês prematuros.

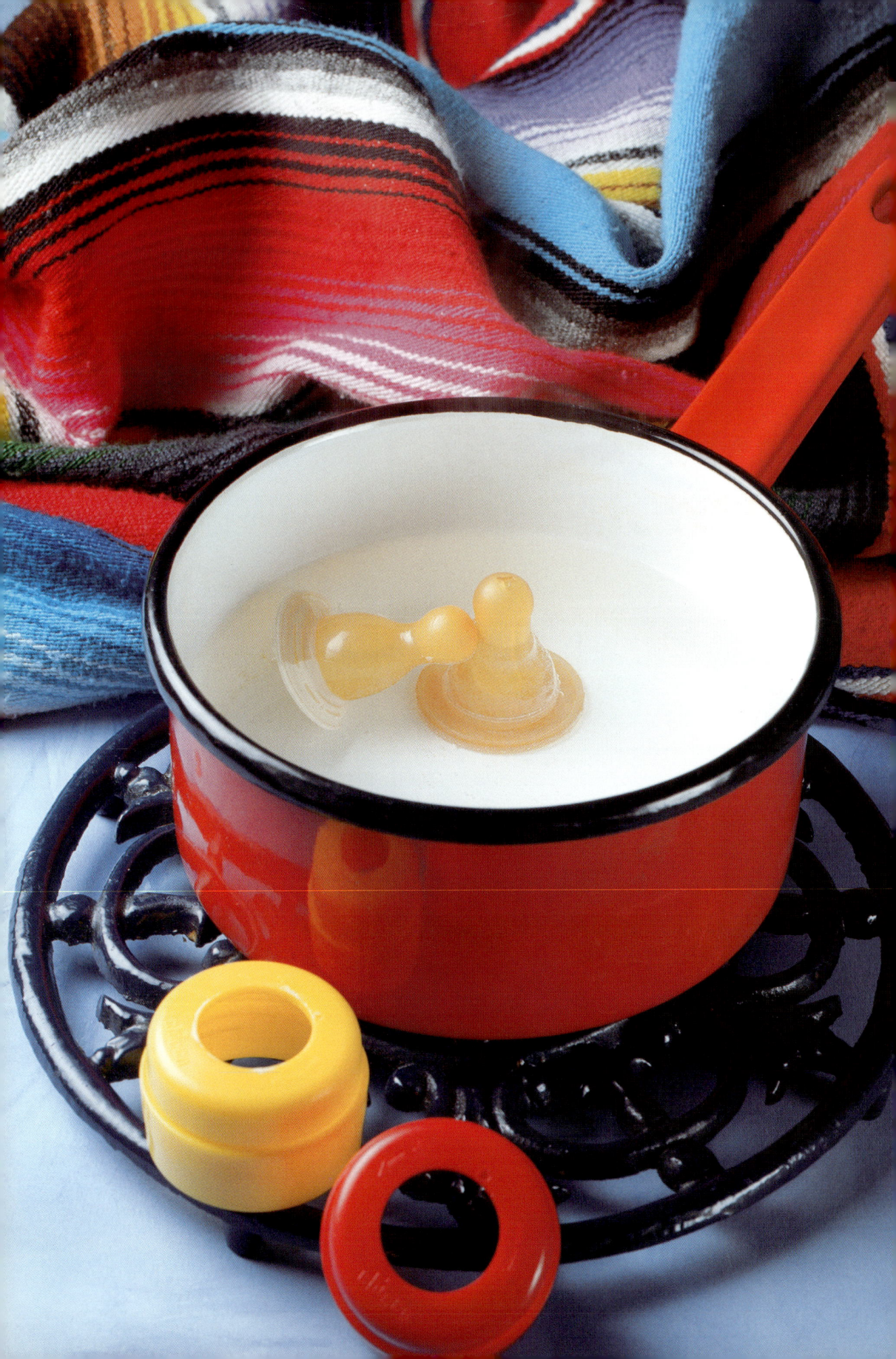

O ALEITAMENTO ARTIFICIAL

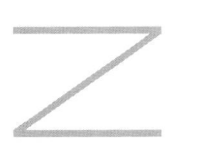

Há mulheres que sentem certa repulsa à idéia de amamentar ou decidem não fazê-lo por razões pessoais, socioculturais ou médicas. Se você decidiu alimentar seu filho **com mamadeira**, persista na idéia e evite qualquer sentimento de culpa. Seu bebê crescerá tão saudável e feliz como se recebesse o peito, desde que você não o prive de seu amor e atenção. O contato físico e afetivo deve ser igual àquele que haveria se você estivesse dando o peito. O leite não é o mais importante; o carinho também pode ser transmitido com uma mamadeira. Uma das vantagens do aleitamento artificial é que permite ao pai intervir na alimentação de seu filho desde o primeiro momento.

SUBSTITUTOS DO LEITE MATERNO

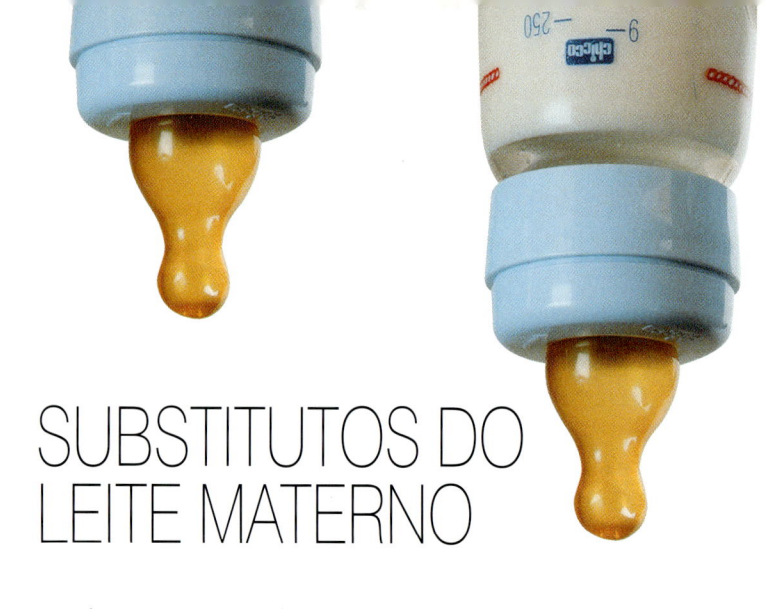

Nos últimos anos, a indústria alimentícia avançou de forma considerável na produção de leites infantis. Quase todos os alimentos substitutos do leite materno são feitos à base de leite de vaca, com adaptações em sua composição para que se assemelhem o máximo possível ao leite materno e contenham todos os nutrientes necessários para o desenvolvimento do bebê.

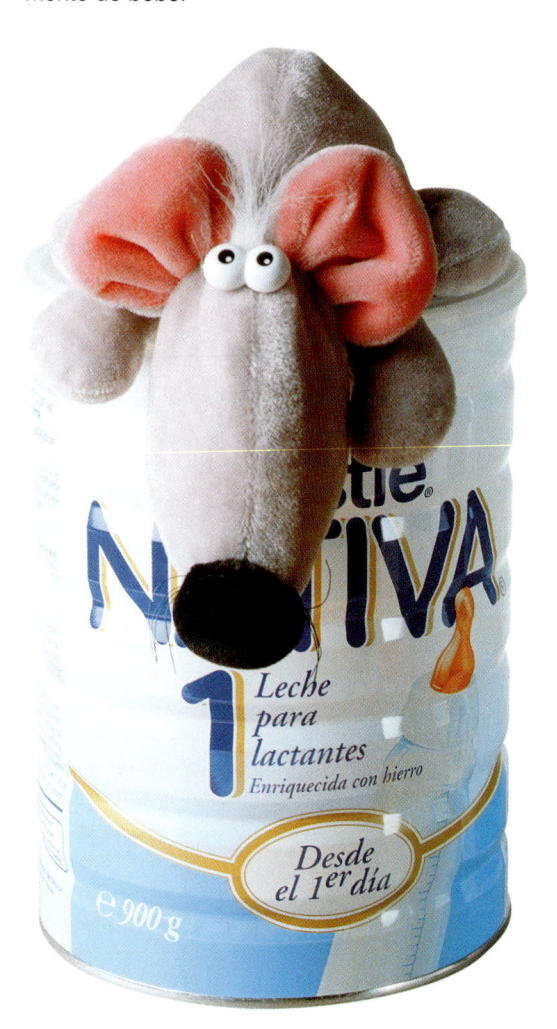

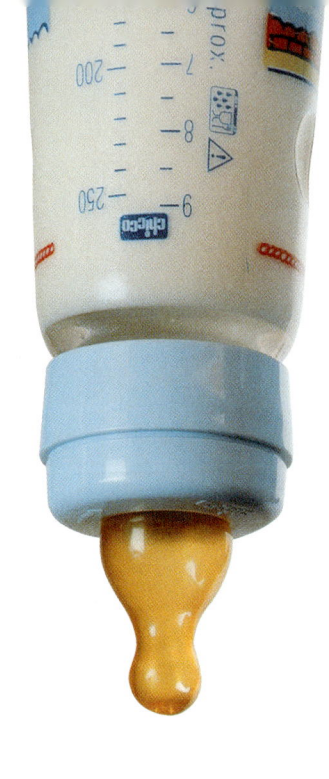

UM POUCO DE HISTÓRIA

Com a Revolução Industrial e a incorporação da mulher ao mercado de trabalho, muitas mães deixaram de amamentar seus filhos, e as nutrizes descobriram que ganhavam mais dinheiro nas fábricas. Na tentativa de encontrar um substituto para o leite materno, foram feitas experiências com o leite de quase todos os mamíferos, todas com péssimos resultados. Os bebês morriam ou porque o leite estava contaminado ou porque a concentração de solutos era muito alta para o intestino deles.

No final do século XIX, estabeleceu-se a composição química dos diferentes tipos de leite e começou-se a modificar o leite de vaca para aproximá-lo do humano. Assim nasceu a pediatria como especialidade. A contaminação bacteriana dos preparados lácteos era freqüente naquela época e ocorriam numerosas diarréias mortais. A invenção do leite evaporado, da refrigeração e de outros avanços técnicos permitiu reduzir de modo significativo o índice de mortalidade infantil. Na década de 1920, reduziu-se a concentração de proteínas e, mais tarde, foram acrescentadas vitaminas e ferro às fórmulas. Os fatores de imunidade do leite materno não se encontram nos leites adaptados, embora ainda se esteja trabalhando nisso.

As técnicas da genética molecular poderão contribuir, no futuro, para criar proteínas únicas e exclusivas para a nutrição.

QUE LEITE DEVO DAR AO BEBÊ?

Não é recomendável dar aos lactentes leite de vaca ou qualquer outro leite industrializado para adultos, antes dos 12 meses, porque seu sistema digestório não está preparado para digeri-lo. Os únicos leites que devem ser utilizados na alimentação de seu bebê são os alimentos **substitutos do leite materno**. Há uma grande variedade de preparados, mas todos com composição similar. A escolha de uma ou outra marca dependerá sempre da recomendação do pediatra.

A apresentação mais comum é a **em pó**. A embalagem deve incluir informações profissionais destinadas aos pediatras, informação nutricional e instruções sobre o modo de preparo. Uma vez selecionado o leite que você usará, leia atentamente essa informação. Nunca aumente ou diminua a concentração recomendada, pois isso pode ser prejudicial a seu filho.

LEITE DE INÍCIO OU DE PRIMEIRA ETAPA

Utilizado desde o nascimento até os 4 ou 6 meses, ele deve suprir sozinho as necessidades nutricionais para o correto desenvolvimento do lactente, pois será seu único alimento. É a preparação mais parecida com o leite materno e é obtida modificando-se o leite de vaca para adaptá-lo ao recém-nascido.

As principais alterações consistem em reduzir a concentração de proteínas, substituir parte da gordura por gordura vegetal e acrescentar lactose e vitaminas. Caso estejam enriquecidos com ferro, o rótulo da embalagem deverá indicar. Alguns podem estar enriquecidos com outros nutrientes, como os nucleotídeos, que melhoram a resposta imune e o desenvolvimento intestinal, a taurina e a carnitina, que interferem na maturação do sistema nervoso, no desenvolvimento visual e na formação das membranas celulares.

> Nunca aumente ou diminua a concentração de leite, pois poderia ser prejudicial.

? Se seu companheiro tem a intenção de colaborar na alimentação de seu filho, é aconselhável que, no princípio, ele só se ocupe de duas mamadas, embora mais adiante ele possa ajudar do mesmo modo que você.

LEITE DE CONTINUAÇÃO OU DE SEGUNDA ETAPA

É a fórmula destinada aos lactentes a partir dos 6 meses até um ano, ou um pouco mais tarde. Sua composição é intermediária entre o leite materno e o leite de vaca para favorecer a adaptação do sistema digestório do bebê. Não fornece toda a energia necessária para suprir as necessidades do lactente e, portanto, não deverá ser seu único alimento. De fato, a partir dos 6 meses a alimentação será mista, embora o leite forneça pelo menos 50% de todas as necessidades energéticas diárias do bebê. Ele deverá continuar tomando, no mínimo, cerca de 500 ml de leite por dia.

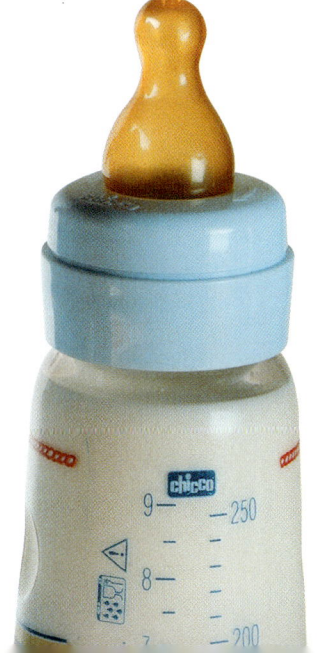

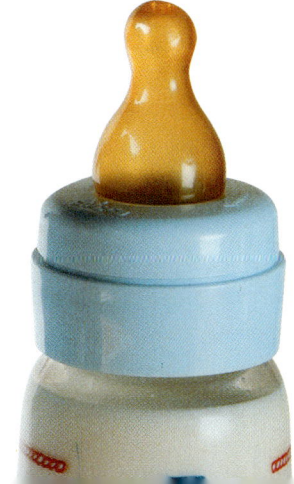

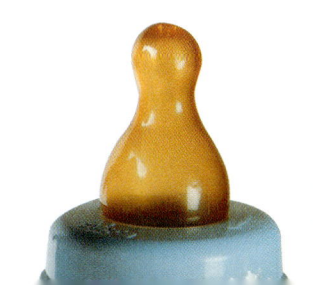

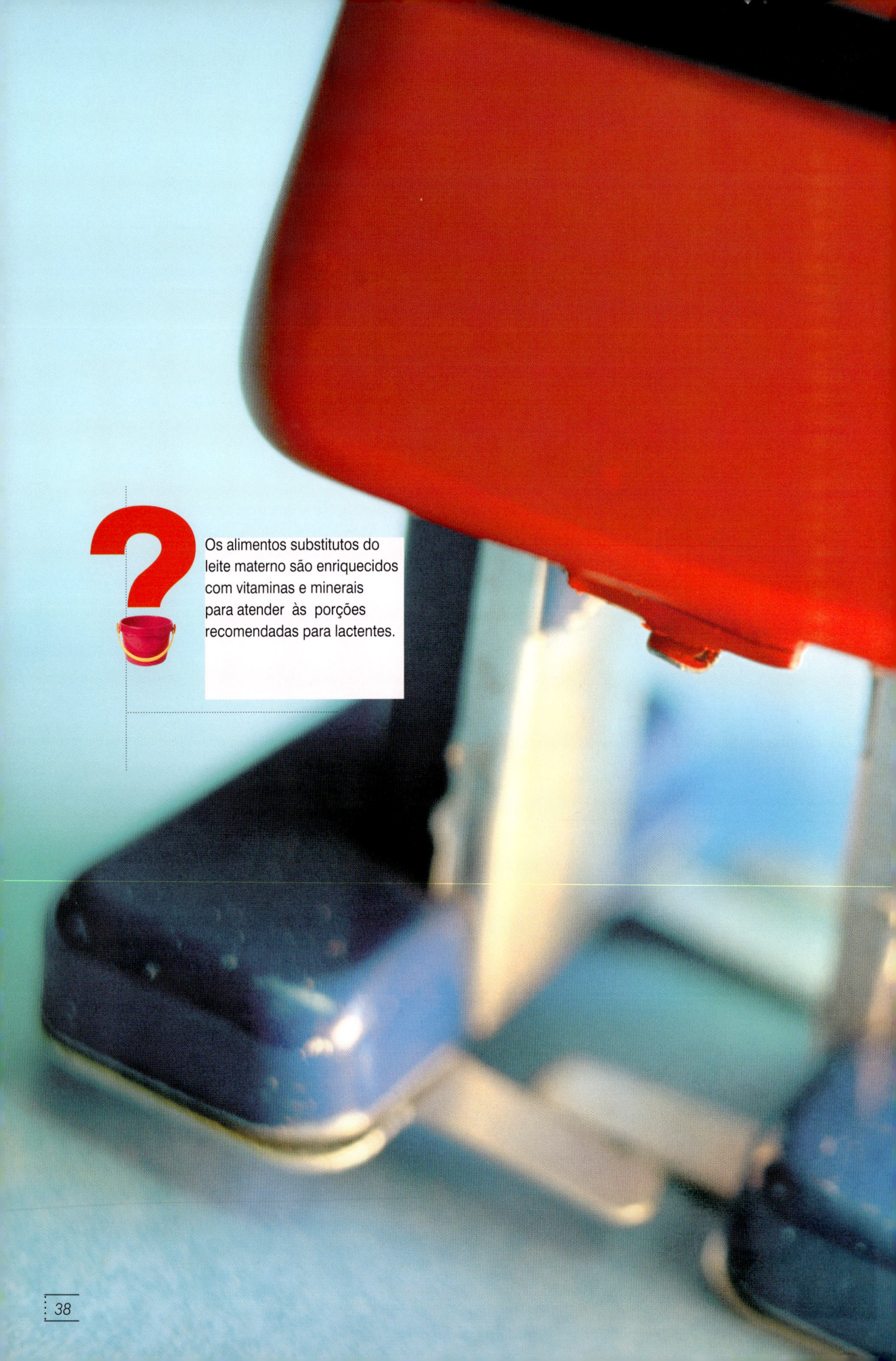

? Os alimentos substitutos do leite materno são enriquecidos com vitaminas e minerais para atender às porções recomendadas para lactentes.

LEITES ESPECIAIS

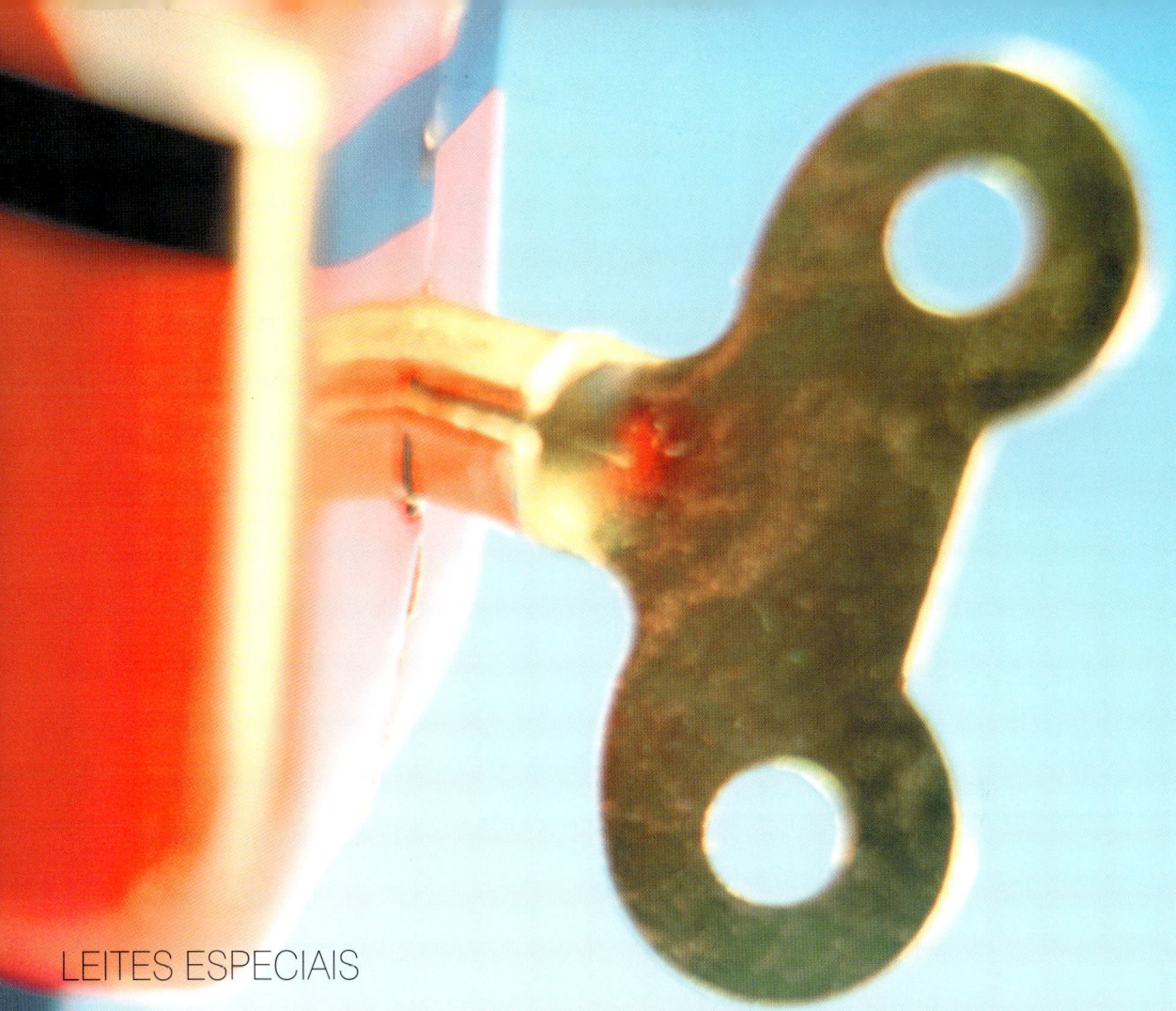

São fórmulas lácteas elaboradas para suprir as necessidades especiais dos lactentes com algum tipo de **transtorno** metabólico ou fisiológico na absorção ou digestão de determinadas substâncias. Algumas dessas situações são: bebês prematuros, recém-nascidos de baixo peso, casos de alergias, intolerâncias, diarréias ou refluxos.
Eles fornecem ao bebê energia, vitaminas e minerais suficientes para seu desenvolvimento. Preparados a partir dos leites infantis convencionais, nos quais são feitas as modificações necessárias para adaptá-los a cada caso.

Leites sem lactose

São leites infantis derivados do leite de vaca nos quais a lactose foi substituída por outro tipo de carboidrato. São indicados para lactentes e bebês pequenos que apresentam carência da enzima lactase. Isso pode ocorrer por uma deficiência genética ou como conseqüência de uma diarréia crônica ou aguda (gastroenterite).
Essas fórmulas devem ser utilizadas por um período determinado, até que a atividade enzimática seja recuperada, já que a lactose tem um efeito benéfico na absorção de cálcio e magnésio.
É utilizado com mais freqüência em bebês com diarréia ou vômitos, acompanhado de uma dieta adequada, até o desaparecimento desses sintomas.

Fórmula A.R.

As fórmulas anti-regurgitação são indicadas para bebês em que a passagem do alimento do estômago à boca é habitual. A isso se chama **refluxo gastroesofágico** (RGE) ou regurgitação se ocorre em bebês.
O RGE afeta em torno de 50% dos bebês aos 2 meses de idade e diminui até 1% com um ano, quando o sistema digestório já amadureceu. Não é considerado um transtorno grave, a não ser que provoque anorexia no bebê que passa a ter medo de regurgitar.
Esses leites são mais espessos, reduzindo assim o número de refluxos. Os agentes espessantes normalmente utilizados nesses preparados são a farinha de semente de alfarroba ou o amido pré-cozido. O arroz é usado com menos freqüência por não ser tão eficaz. Há fórmulas de A. R. de início e de continuação, embora em bebês com mais de 6 meses a regurgitação já não seja um problema.

Fórmulas de soja

São leites **sem lactose** cujas proteínas são de origem vegetal, elaborados a partir da soja. Recomenda-se enriquecê-los com ferro, cálcio e zinco, metionina, L-carnitina e taurina para completar o fornecimento de todos os nutrientes essenciais.

Seu uso está indicado para bebês de famílias vegetarianas, bebês com intolerância à lactose e para os alérgicos, em tratamento, às proteínas do leite de vaca. Seu uso é habitual em casos de diarréias prolongadas e na presença de eczemas.

Fórmulas de proteínas modificadas

São leites cujas proteínas estão pré-digeridas por hidrólise, facilitando desse modo sua digestão e absorção pelos bebês alérgicos às proteínas do leite de vaca ou com problemas de absorção intestinal.

De acordo com o grau de hidrólise das proteínas que eles contêm são classificados em:

Fórmulas Hipoalergênicas ou Fórmulas Hidrolisadas (FH)

Trata-se de leites cujas proteínas sofreram alto grau de hidrólise. Têm um sabor desagradável e é freqüente a ocorrência de diarréias quando o bebê começa a consumi-los. Decorrido algum tempo, a produção de fezes diminui. Além disso, apresentam aspecto e odor característicos.

São indicados nos casos de alergia às proteínas do leite de vaca, ou em situações de má absorção intestinal.

Fórmulas Hipoantigênicas (HA)

Trata-se de leites cujas proteínas sofrem um menor grau de hidrólise. Têm melhor sabor que as FH. São indicados para prevenir as reações alérgicas às proteínas do leite de vaca em bebês com antecedentes familiares.

Muitas vezes são utilizadas para bebês que apresentam diarréias prolongadas, vômitos, cólicas ou eczemas.

Fórmulas para prematuros e recém-nascidos de baixo peso

Os recém-nascidos de baixo peso e os prematuros necessitam de condições nutricionais especiais, já que possuem uma reserva de nutrientes muito escassa e uma função digestiva e metabólica imatura.

Esses leites devem fornecer os nutrientes adequados para suprir os requerimentos do terceiro trimestre de gestação. Devem conter os elementos necessários para continuar o correto desenvolvimento do sistema nervoso, da função digestiva e metabólica. Contêm uma mescla de gorduras vegetais e lácteas, e são enriquecidos com ferro.

Fórmulas para deficiências metabólicas

Há determinadas deficiências metabólicas decorrentes do funcionamento deficiente de uma enzima específica, cujo tratamento é exclusivamente dietético. Dependendo da enzima deficitária, deve-se suprimir da dieta os nutrientes que precisam dessa enzima para serem metabolizados.

Esses leites são específicos para cada caso, em particular, e é necessário um estrito controle médico durante sua utilização.

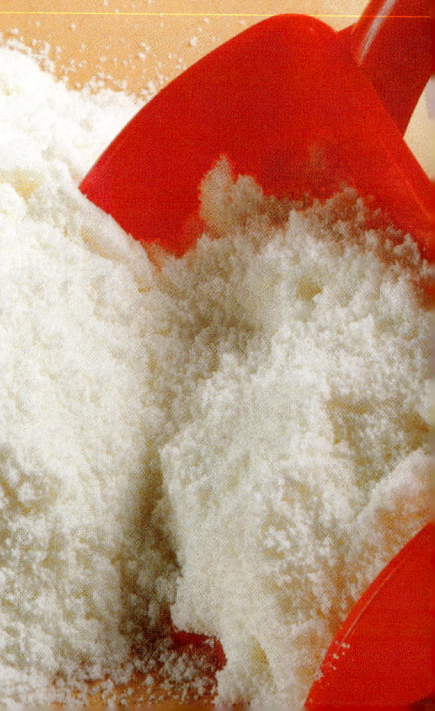

VANTAGENS E INCONVENIÊNCIAS DO ALEITAMENTO ARTIFICIAL

As principais **vantagens** são:
• Você sabe a **quantidade exata** de alimento que seu filho ingere.
• Maior **disponibilidade de tempo** para a mãe. A amamentação artificial permite que outra pessoa possa alimentar o lactente em determinadas ocasiões, e assim você terá mais tempo para descansar ou retornar ao trabalho.
• Evita a ocorrência de **hipogalactia** (baixa produção de leite) que ocorre em alguns casos de aleitamento materno devido à pressa e a outros fatores condicionantes da vida moderna.
• É um **bom substituto do leite materno** nos casos em que o aleitamento materno é contra-indicado.

• As mães que não amamentam recuperam antes o **aspecto estético** original de seus seios, o que tem grande importância psicológica para algumas mulheres.

Alguns **inconvenientes** são:
• Maior **risco de superalimentação**, porque os pais podem insistir para que o bebê tome toda a mamadeira, mesmo que ele já esteja satisfeito.
• Os lactentes estão **mais expostos aos germes** causadores de transtornos digestivos e diarréias em decorrência da manipulação requerida paro o preparo das mamadeiras.
• **O custo**, embora em alguns países o serviço social, dependendo da situação, forneça o alimento substituto do leite materno em situações justificadas.
• **Planejamento de compra**, para evitar que, por descuido, faltem reservas em casa.
• **Mais utensílios** e maior tempo de preparo.

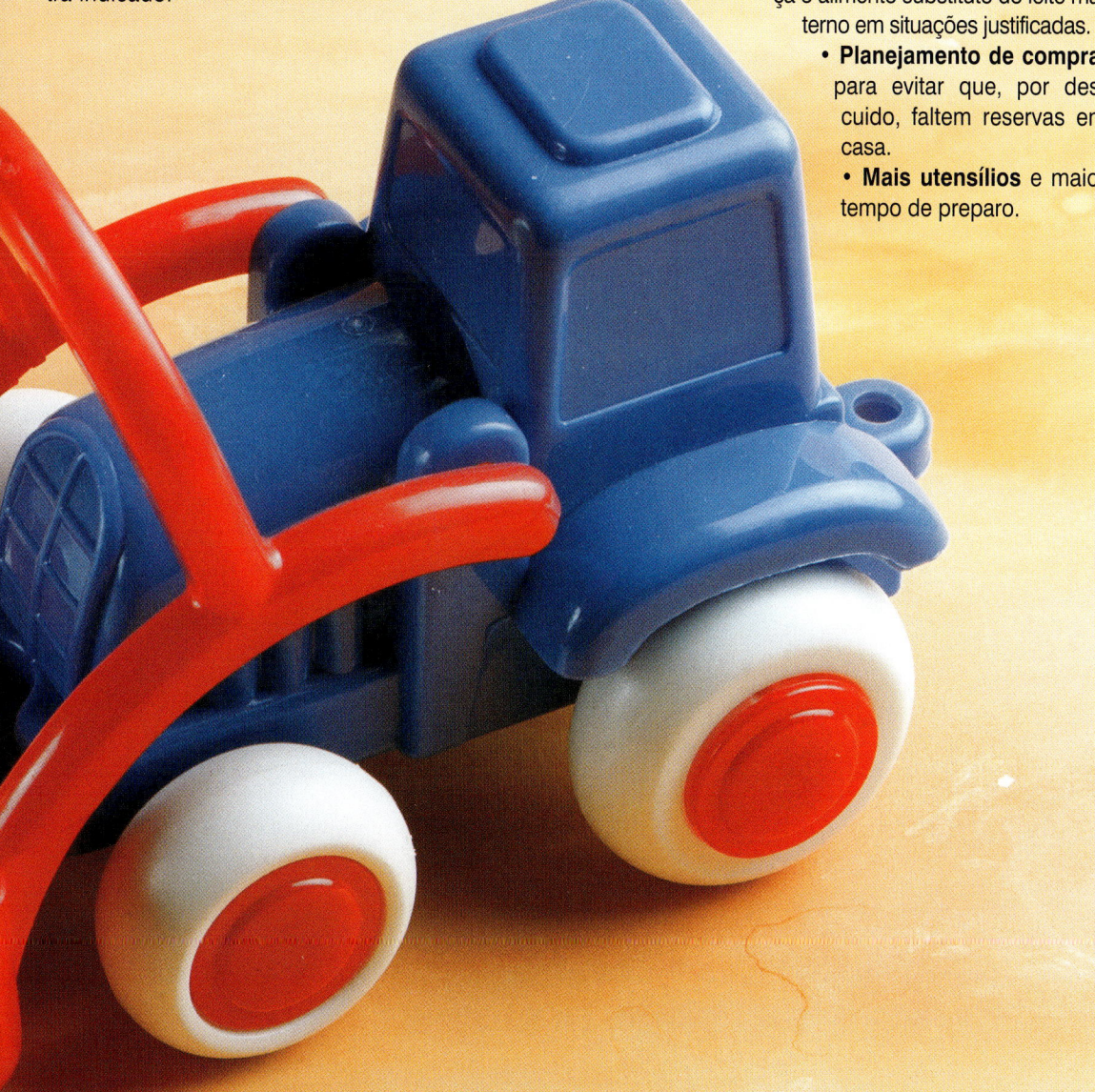

A MAMADEIRA

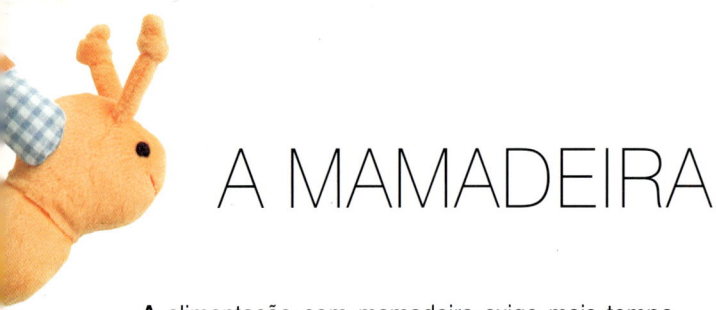

A alimentação com mamadeira exige mais tempo nos preparativos de cada mamada, higiene mais rigorosa, mais utensílios e mais conhecimentos do que o aleitamento materno.

É importante não partir de critérios equivocados que podem repercutir de forma negativa no lactente.

SELECIONAR AS MAMADEIRAS E OS BICOS

No mercado há uma ampla variedade de mamadeiras, são tantas que se torna difícil escolher. Na hora de se decidir por uma delas, considere algumas características:

Certifique-se de que a mamadeira é **termorresistente**, embora a maioria seja. Com as de plástico ou de vidro inquebrável, você evitará acidentes. A boca da mamadeira deve ser ampla para que seja fácil enchê-la e limpá-la com uma escovinha.

Compre bicos anatômicos que se adaptem ao palato do bebê e lhe permitam controlar melhor o fluxo de leite. Quando o bebê for muito pequeno, prefira bicos moles ou flexíveis, com o passar dos meses, você pode optar por outros mais rígidos. Convém que você tenha sempre em casa várias mamadeiras, caso ocorra algum problema.

As mamadeiras descartáveis que consistem em um suporte e uma bolsinha de plástico esterilizada são muito higiênicas, mas difíceis de preparar. São úteis em viagens ou quando você não tiver uma mamadeira esterilizada à mão.

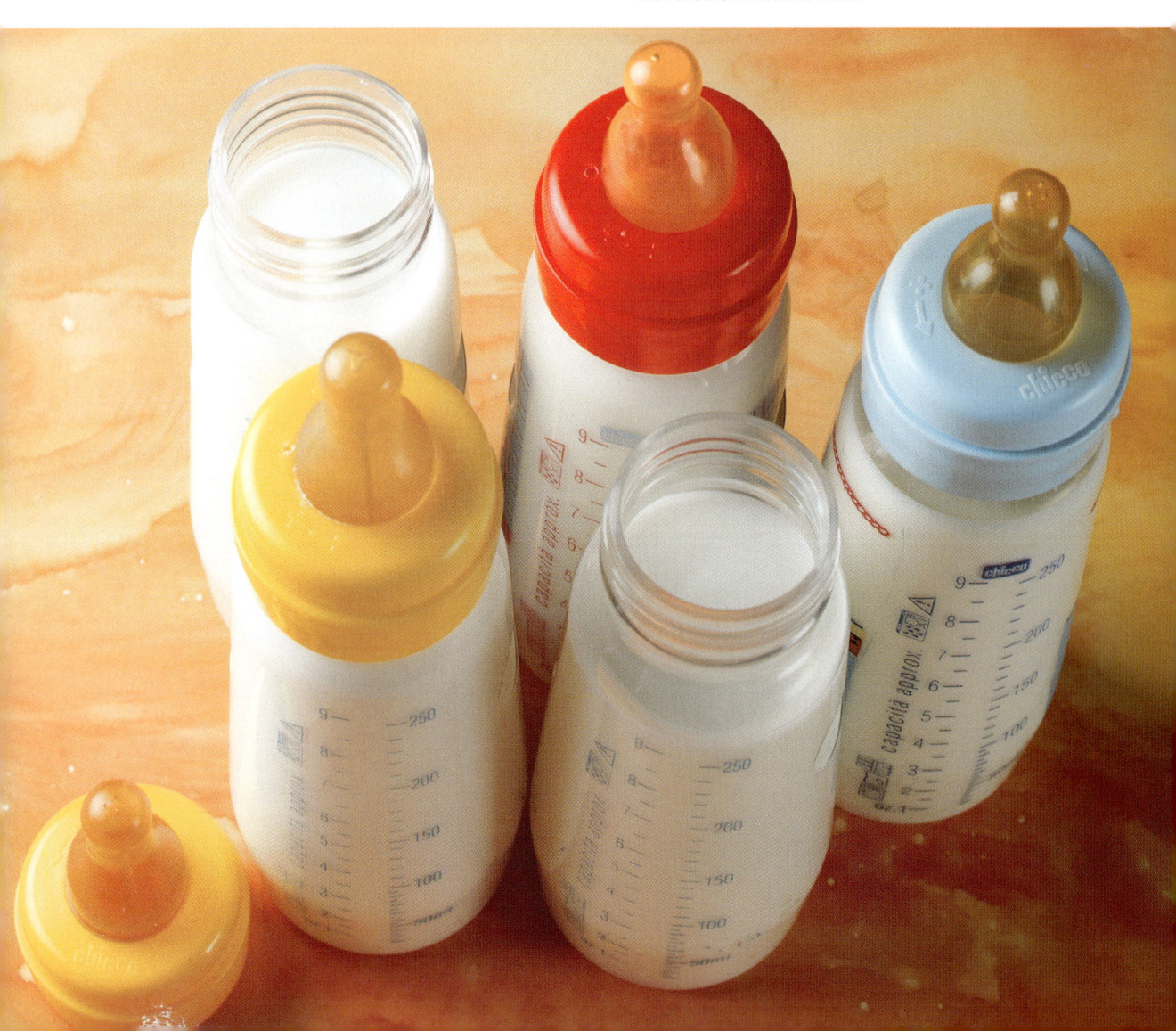

ACABE COM OS GERMENS

As mais recentes recomendações em pediatria afirmam que não é necessário esterilizar, basta lavar e enxaguar bem as mamadeiras e os bicos. Sem os anticorpos do colostro e do leite materno, o bebê é mais vulnerável às infecções, por isso, em alguns casos (período de calor, prematuros), a esterilização é aconselhável. O objetivo é eliminar os germens que podem se desenvolver nos resíduos do leite, os quais, muitas vezes, são os causadores de diarréias e cólicas.

Há vários métodos pelos quais você pode optar. Qualquer um deles é adequado e seguro, sempre que as instruções sejam seguidas passo a passo e sejam respeitados os tempos recomendados para cada etapa.

Seja qual for o procedimento escolhido, a operação de esterilização pode ser feita uma vez por dia para não se tornar tão maçante. À medida que as mamadeiras sejam consumidas, lave-as com atenção para evitar que os resíduos de leite se fixem nas paredes e proliferem bactérias. Mantenha-as cobertas com um pano limpo até a próxima esterilização.

Para lavar as mamadeiras e os bicos, pode-se usar água quente, sabão e uma escovinha, que só será utilizada para esse fim, ou colocá-las na bandeja da lava-louça. Uma vez lavadas, pode-se passar à esterilização, cujos métodos mais empregados são:

Mergulhe os utensílios em **água fervente** por 15 minutos; coloque os bicos nos últimos dez minutos porque amolecem; em seguida, retire-os da água procurando não tocar neles com as mãos e ponha-os para escorrer sobre um pano limpo ou, melhor, sobre um pedaço de papel de celulose absorvente. Quando estiverem secos, coloque o bico de cabeça para baixo dentro da mamadeira e feche-as até a hora de prepará-las.

Outro método mais rápido e mais prático é a esterilização com **vapor d'água**. Há duas opções: os esterilizadores a vapor **elétricos**, que realizam o processo em cerca de dez minutos, no máximo, e têm capacidade para quatro ou seis mamadeiras, ou os esterilizadores a vapor para **microondas**. Nesse caso, o tempo necessário vai depender da potência do microondas, mas também não deve ultrapassar os dez minutos. São muito úteis em viagens e para esterilizar chupetas e mordedores. Lembre-se de que no microondas você não pode colocar nada de metal ou com peças metálicas. Em ambos os casos, siga sempre as instruções do fabricante.

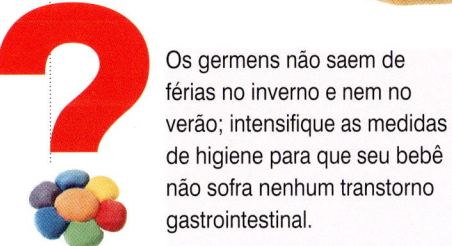

Os **esterilizadores a frio** são recipientes com água aos quais se acrescentam pastilhas ou tabletes desinfetantes e onde são mergulhadas as mamadeiras e os bicos. O tempo necessário com esse método é de cerca de 30 minutos. A água deve ser substituída a cada 24 horas. Quando acabar, devem ser enxaguados com água fervida. Siga sempre os conselhos e as indicações do produto. Leve em consideração que às vezes os desinfetantes podem causar alergias.

> **?** Os germens não saem de férias no inverno e nem no verão; intensifique as medidas de higiene para que seu bebê não sofra nenhum transtorno gastrointestinal.

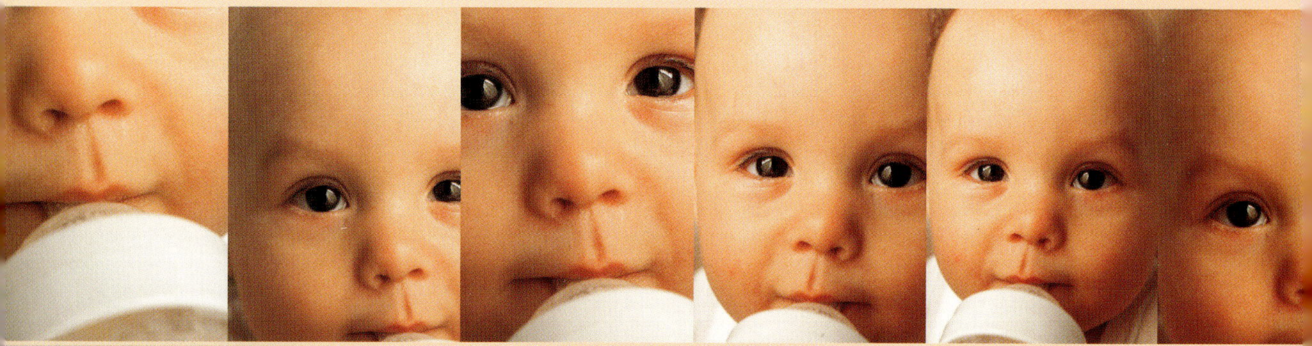
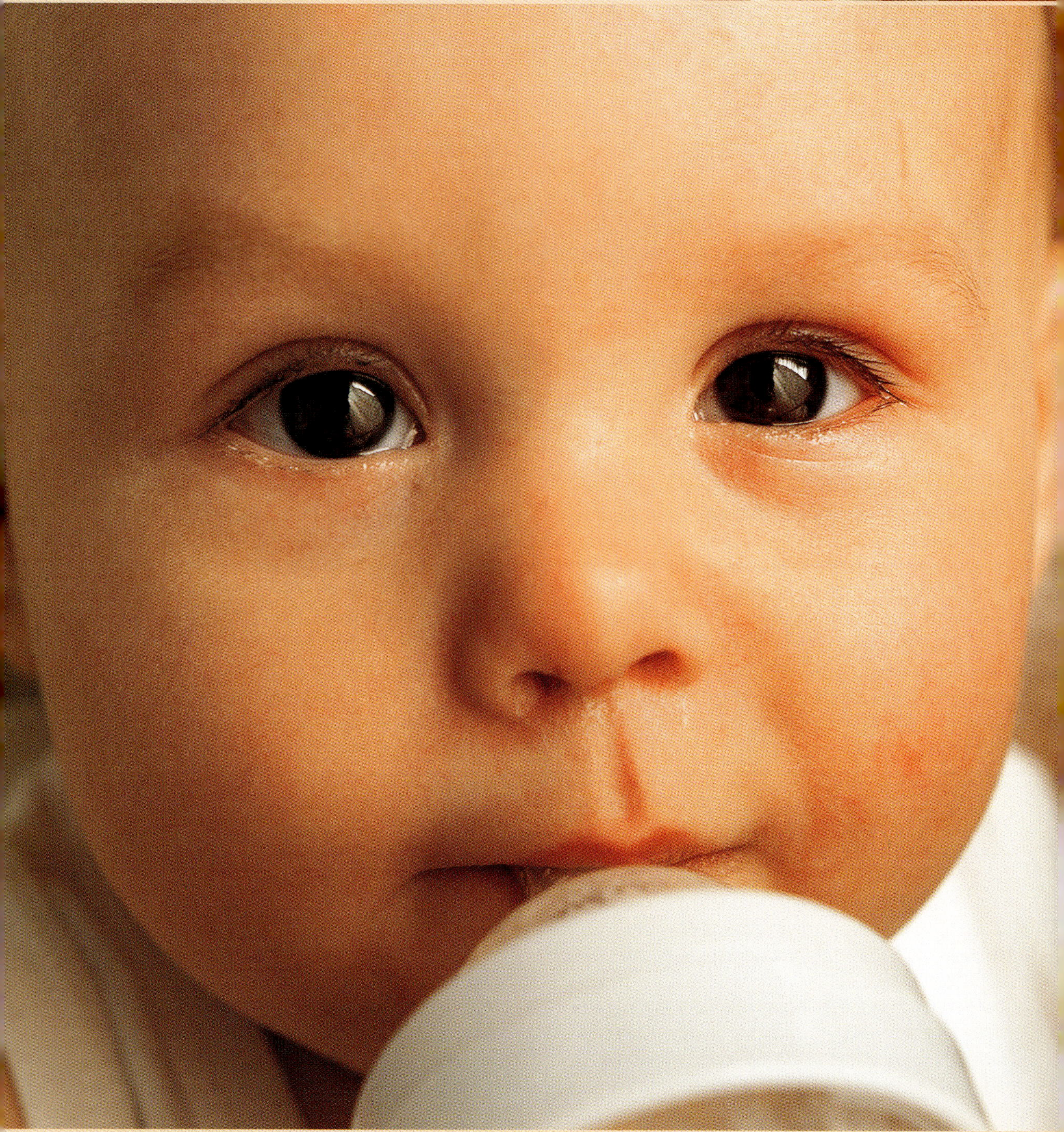

O PREPARO DAS MAMADEIRAS

Antes de qualquer coisa lave as mãos com água e sabão. Depois ferva por 10 minutos a água que você vai usar. Se a água da torneira é muito rica em sais, recomenda-se usar **água mineral.** Mas não serve qualquer água engarrafada, é importante que seja de baixa mineralização, sobretudo com pouco sódio. Leia atentamente a embalagem ou consulte o pediatra ou um farmacêutico.

Prepare a mamadeira seguindo as instruções da marca do leite. Lembre-se de que é fundamental respeitar sempre as **medidas (concentrações) adequadas**, ou seja, a proporção correta entre a quantidade de água e a de leite em pó para que os nutrientes possam ser assimilados de forma correta. Se colocar muito leite em pó, pensando que alimentará mais seu bebê, a mamadeira estará muito concentrada, e isso provocará perda de água dos tecidos dele, o que poderia causar desidratação. Se, ao contrário, preparar a mamadeira com muita água, seu filho poderá ficar desnutrido.

> As mamadeiras não devem ser mantidas quentes por horas. Uma alternativa é deixar o leite em pó já medido em um recipiente limpo e coberto e as mamadeiras apenas com a água fervida.

COMO ESQUENTAR A MAMADEIRA

Se todas as mamadeiras estão no refrigerador, retire meia hora antes da mamada apenas aquela que você vai usar, sem abri-la, para que ela vá esfriando naturalmente. Embora não seja necessário, se você achar que será mais agradável para seu bebê, pode aquecê-la alguns minutos sob a torneira de água quente ou em um recipiente. Nunca mergulhe a mamadeira na água fervendo ou a aqueça diretamente em banho-maria, porque algumas vitaminas são muito sensíveis à temperatura.

Antes de dar a mamadeira verifique a temperatura; pense que o leite materno não está nem frio, nem quente.

Mantenha sempre o mesmo procedimento: ponha água fervida nas mamadeiras e acrescente, de acordo com a quantidade que deseja preparar, o número de colheres rasas que a embalagem indicar. É importante medir o leite com a colherzinha que corresponde à marca, porque cada produto pode ter uma densidade de preparo diferente.

Após ter acrescentado o leite, coloque o bico invertido, feche bem a mamadeira e agite-a até que não haja pelotinhas (grumos). Você pode preparar a mamadeira antes de cada mamada ou prepará-las para o dia todo, caso em que devem ser guardadas no refrigerador apenas por 24 horas. Como o recém-nascido mama entre seis e sete vezes ao dia, talvez esta seja uma opção mais cômoda. Sem dúvida, se você preparar todas as mamadeiras de uma única vez, o leite poderá perder algumas propriedades nutritivas ao longo do dia, por isso talvez seja mais aconselhável deixar todas as mamadeiras já com a água fervida e, no momento da mamada, acrescentar o leite.

Nunca conserve os restos que o bebê não tomou, nem mantenha as mamadeiras quentes por muito tempo.

Se aquecer a mamadeira em microondas, faça-o apenas por alguns segundos e tenha o cuidado de agitá-la bem antes de dá-la ao bebê para equilibrar a temperatura, já que algumas partes podem aquecer mais, que outras. Se ferver a água antes de cada mamada, deixe-a esfriar até os 35 ou 40° C e depois acrescente o leite.

Antes de oferecer a mamadeira ao bebê, **verifique a temperatura**, despejando algumas gotinhas na parte interior do pulso ou do antebraço; você não deve senti-lo nem quente, nem frio. Lembre-se de que o leite materno está na temperatura do corpo.

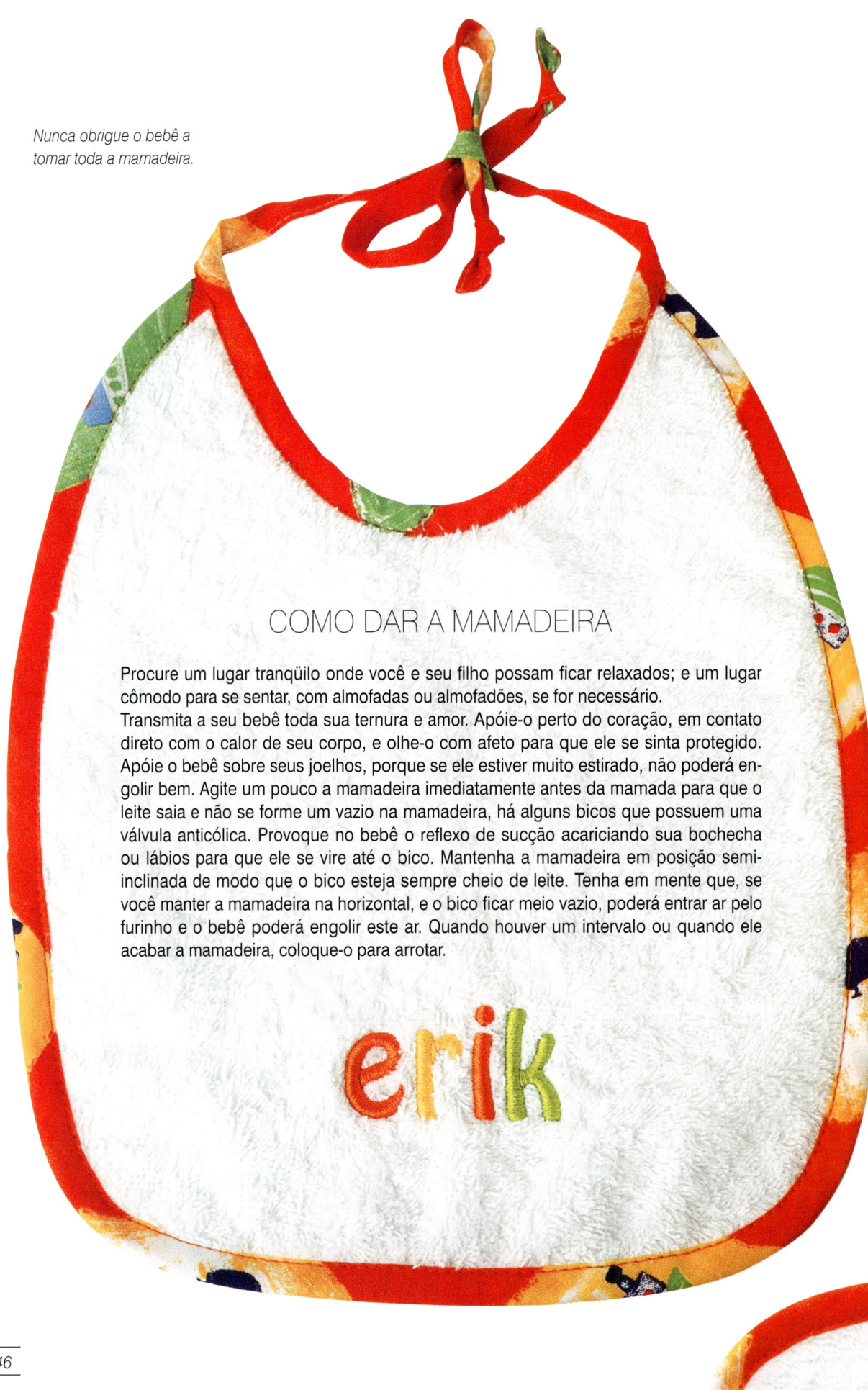

Nunca obrigue o bebê a tomar toda a mamadeira.

COMO DAR A MAMADEIRA

Procure um lugar tranqüilo onde você e seu filho possam ficar relaxados; e um lugar cômodo para se sentar, com almofadas ou almofadões, se for necessário.
Transmita a seu bebê toda sua ternura e amor. Apóie-o perto do coração, em contato direto com o calor de seu corpo, e olhe-o com afeto para que ele se sinta protegido. Apóie o bebê sobre seus joelhos, porque se ele estiver muito estirado, não poderá engolir bem. Agite um pouco a mamadeira imediatamente antes da mamada para que o leite saia e não se forme um vazio na mamadeira, há alguns bicos que possuem uma válvula anticólica. Provoque no bebê o reflexo de sucção acariciando sua bochecha ou lábios para que ele se vire até o bico. Mantenha a mamadeira em posição semi-inclinada de modo que o bico esteja sempre cheio de leite. Tenha em mente que, se você manter a mamadeira na horizontal, e o bico ficar meio vazio, poderá entrar ar pelo furinho e o bebê poderá engolir este ar. Quando houver um intervalo ou quando ele acabar a mamadeira, coloque-o para arrotar.

FREQÜÊNCIA, DURAÇÃO E QUANTIDADE DE MAMADAS

Tal como no aleitamento materno, deve ser seu filho e não o relógio quem indica a hora de comer. Cada bebê é um caso diferente. Alguns têm muita fome, enquanto outros se saciam com pouco. **Nunca o obrigue** a tomar toda a mamadeira, pois ele pode vomitar o excesso ou até superalimentar-se. Dê por terminada a mamada, ainda que tenha sobrado um pouco de leite, quando ele estiver satisfeito. Em contrapartida, se você achar que ele ainda está com fome, pode aumentar um pouco a quantidade, sempre mantendo as proporções adequadas.

Saiba que os bebês alimentados com mamadeira defecam menos e as fezes são mais consistentes do que as dos alimentados com o peito. Isso é uma conseqüência do tipo de alimentação e não significa que estejam com prisão de ventre.

Às vezes ocorrem vômitos, mudanças na cor e na consistência das fezes, manchas avermelhadas na pele; consulte seu pediatra antes de decidir mudar de leite, porque estes transtornos podem ser próprios dos primeiros meses de vida, sem nenhuma relação com a alimentação. Em geral, os bebês mantidos com alimentos substitutos do leite materno precisam de menos mamadas que aqueles que recebem o peito, já que esses alimentos têm mais calorias e retardam a sensação de fome.

Esses lactentes acostumam-se a intervalos maiores nas mamadas em poucos meses, mas **não pule a mamada da noite**, caso seu filho acorde.

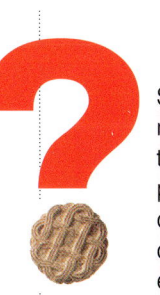

> **?** Se os furinhos do bico são muito pequenos, o bebê terá de esforçar-se muito para sugar; se o leite sai da mamadeira em um jato contínuo é porque o orifício é muito grande e poderia engasgá-lo.

FREQÜÊNCIA, QUANTIDADE E NÚMERO DE MAMADAS DE MAMADEIRA									
Horas	8	9	11	13	14	17	20	21	23
1ª sem	30-60 ml		30-60 ml		30-60 ml	30-60 ml	30-60 ml		30-60 ml
2ª sem	90 ml		90 ml		90 ml	90 ml	90 ml		90 ml
1º mês	120 ml		120 ml		120 ml	120 ml	120 ml		120 ml
2º mês	150 ml		150 ml		150 ml	150 ml	150 ml		150 ml
3º mês		180 ml		180 ml		180 ml	180 ml		180 ml
4-6 mês	210-240 ml		210-240 ml			210-240 ml		210-240 ml	

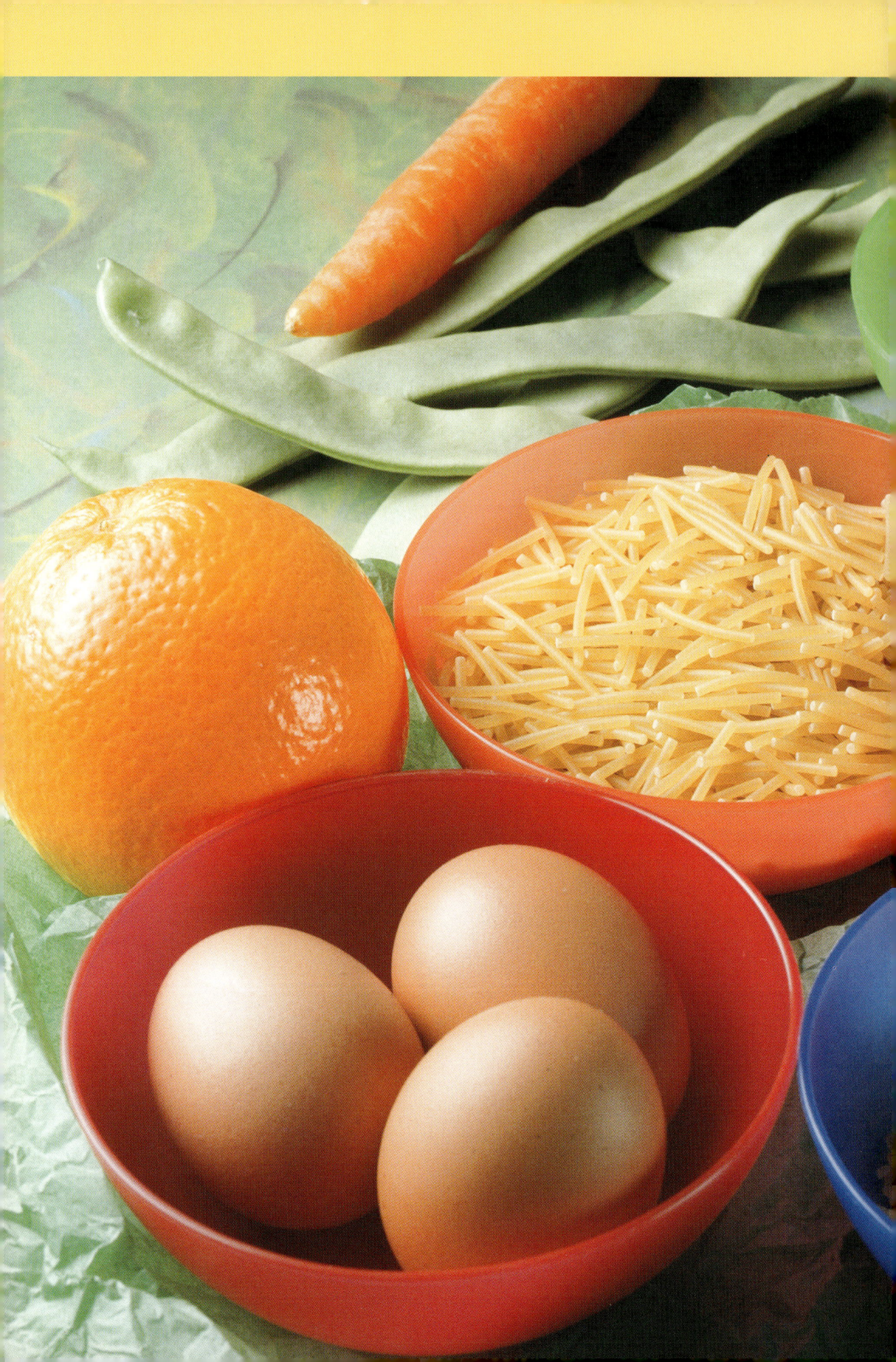

o primeiro ano de vida

A ALIMENTAÇÃO COMPLEMENTAR

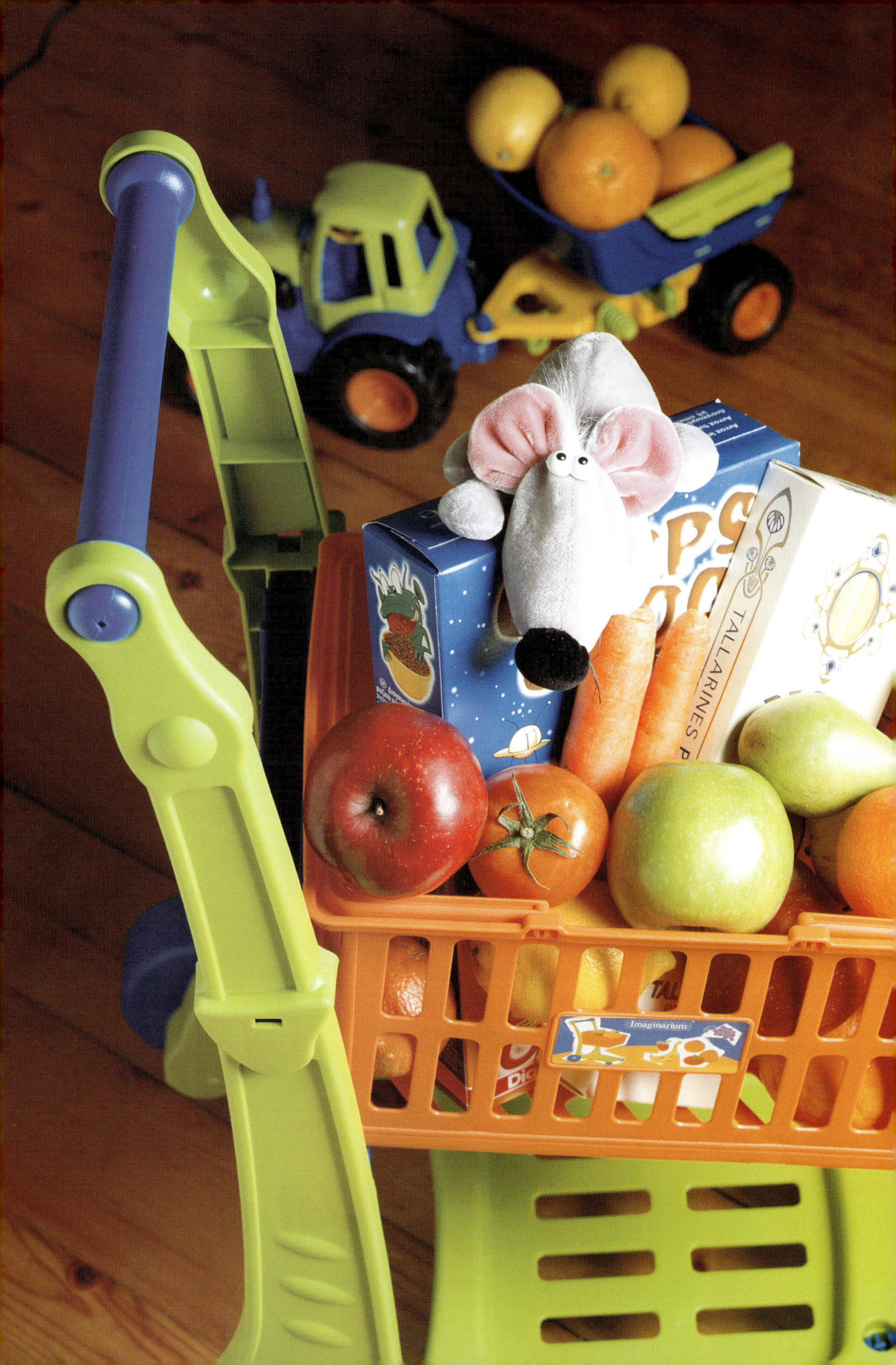
TALLARINES
Imaginarium

OS GRUPOS DE ALIMENTOS

A alimentação é um ato consciente, voluntário e, portanto, passível de ser ensinado. É importante saber escolher os alimentos e conhecê-los bem, já que apenas uma boa alimentação garante o correto estado nutricional.

Uma alimentação saudável deve reunir três características: **variedade, equilíbrio e suficiência**, e deve ser adequada às necessidades nutricionais em qualquer etapa da vida para que se obtenha, desse modo, um ótimo estado de saúde.

Conhecer a composição dos diferentes alimentos por grupos, permite que em determinado momento se escolha, dentre vários, aqueles que têm uma função nutritiva semelhante ou até mesmo idêntica.

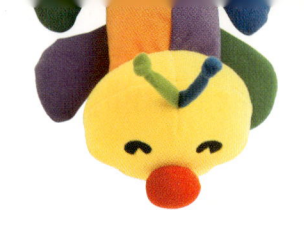

OS CEREAIS E AS FÉCULAS

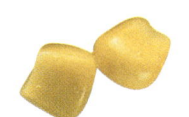

Os alimentos pertencentes a este grupo devem constituir **a base da alimentação** pela riqueza em carboidratos complexos na forma de amido, em proteínas de origem vegetal, em vitaminas do complexo B e em sais minerais. Boa parte das calorias de que o bebê necessita em seu primeiro ano de vida serão obtidas deste grupo.

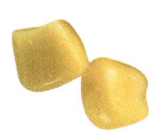

Combine cereais e legumes para aumentar o valor nutricional.

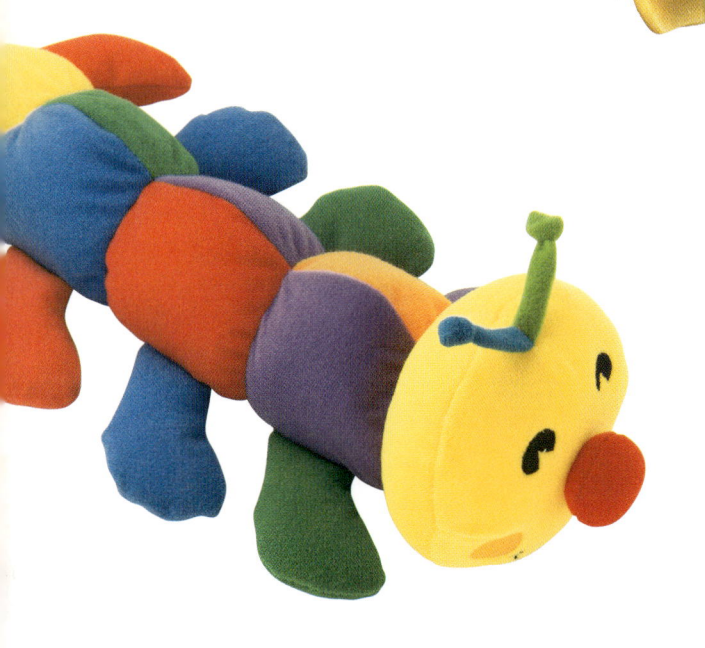

OS CEREAIS

São grãos de reserva vegetal. Os mais utilizados são: o trigo, o arroz, o milho, a aveia, a cevada e o centeio; e com menos freqüência, o milheto e o sorgo. O arroz e o milho são consumidos inteiros; os demais servem para preparar farinhas com as quais se produzem o pão, as massas alimentícias, os bolos e as tortas em geral.

O valor nutritivo desses produtos depende do grau de extração da fibra. O grão completo (cereais integrais) contém a casca dos cereais (farelo), e com isso preservam a camada protéica que se encontra abaixo dela. No centro do grão se encontra o amido, e na lateral há uma pequena parte chamada germe.

Durante o refino parte das proteínas é eliminada, o que faz com que o pão branco e as farinhas refinadas tenham uma porcentagem menor de proteínas do que o cereal completo (integral). Também têm menor quantidade de vitamina B, porém de forma mais disponível que nos produtos integrais.

Os farináceos contêm proteínas vegetais que são de qualidade inferior em relação às proteínas animais, já que cada espécie de vegetal possui um aminoácido limitante, ou seja, um componente essencial das proteínas em quantidade insuficiente para atender às necessidades de síntese da proteína humana. Os cereais contêm quantidades insuficientes (são limitantes) em lisina; e as leguminosas, em metionina. Se combinarmos esses dois grupos de alimentos, estas proteínas se complementam, aumentado assim seu valor biológico.

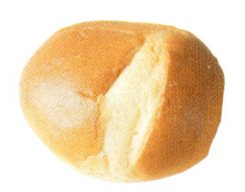

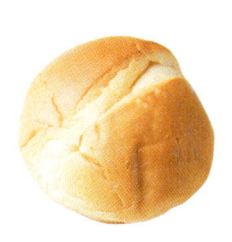

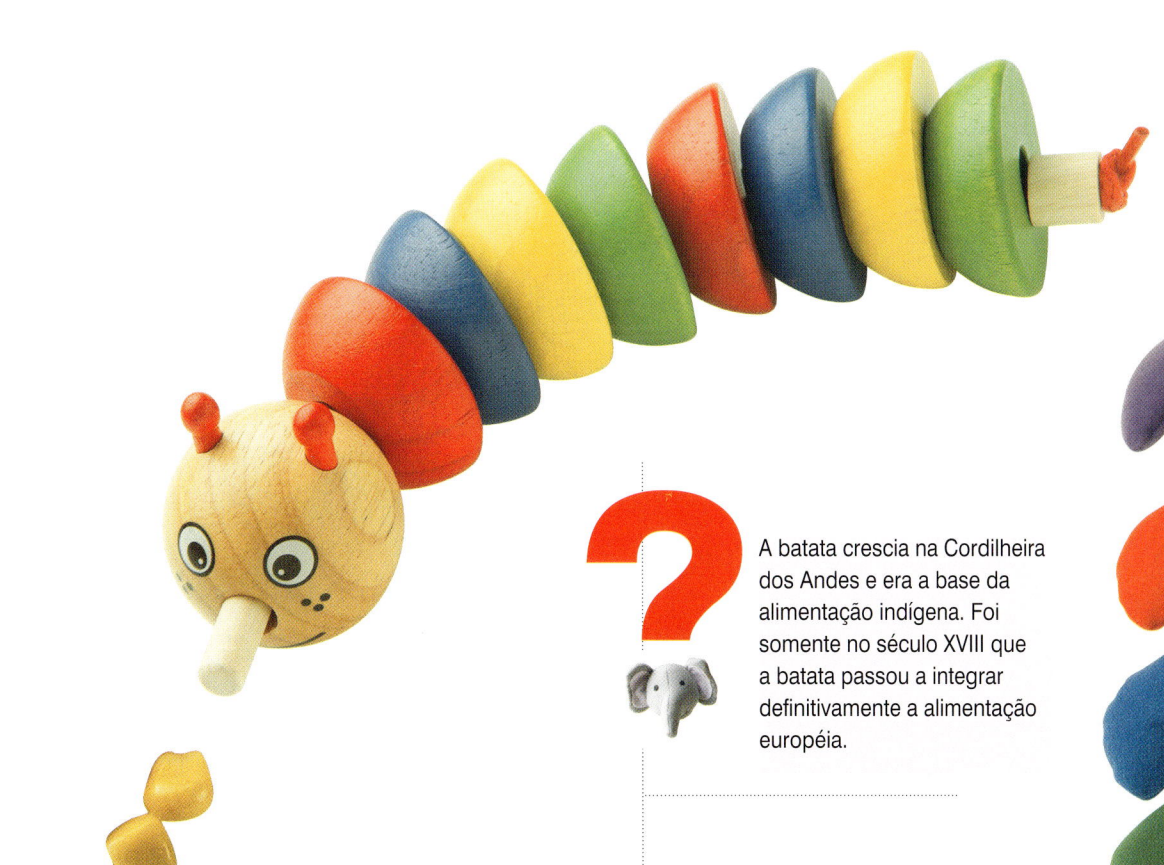

> A batata crescia na Cordilheira dos Andes e era a base da alimentação indígena. Foi somente no século XVIII que a batata passou a integrar definitivamente a alimentação européia.

AS FÉCULAS

Às vezes, se inclui no grupo dos cereais as batatas e outros tubérculos e raízes, como a batata-doce e a mandioca.

São alimentos ricos em amido, embora não cheguem a ter a mesma riqueza dos cereais e sejam mais parecidos com as verduras e as hortaliças do que com os demais alimentos. Não obstante, no dia-a-dia, podem substituir o grupo dos cereais. Na realidade, seu teor de água (70%) coloca as batatas no meio do caminho entre as duas categorias de alimentos.

A **batata** é um alimento bastante completo. Seu principal componente depois da água são os glicídios (18%), sendo a maioria de absorção lenta, como o amido. Contém cerca de 2% de proteínas de boa qualidade biológica, superior inclusive à dos cereais e legumes. Associando as batatas com ovos e leite, pode-se obter uma combinação de proteínas muito interessante do ponto de vista nutricional. Essa combinação pode ser, por exemplo, um purê de batatas preparado com leite e ovos.

São boa fonte de fibra e sais minerais, como o potássio e o ferro, embora contenham muito pouco cálcio. Proporcionam boa quantidade de vitamina C, sobretudo quando são novas, porque depois de meses de conservação quase toda vitamina C se perde. As batatas são muito energéticas, uma vez que proporcionam em torno de 80 Kcal a cada 100 g, mas este valor pode aumentar bastante, dependendo do modo de preparo.

Os primeiros cereais que você deve dar a seu filho são o arroz e o milho, que não contêm glúten, cujo fornecimento muito cedo pode favorecer o aparecimento da doença celíaca.

As papinhas infantis de cereais podem ser enriquecidas com vitaminas. São submetidas a diversos tratamentos prévios antes de serem embaladas e, geralmente, são pré-cozidas para facilitar sua rápida dissolução em água ou em leite, e melhorar a digestão.

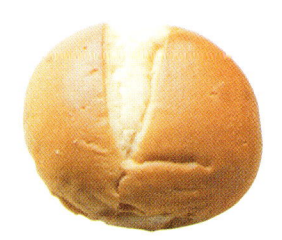

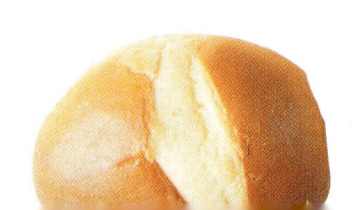

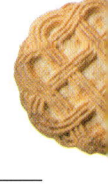

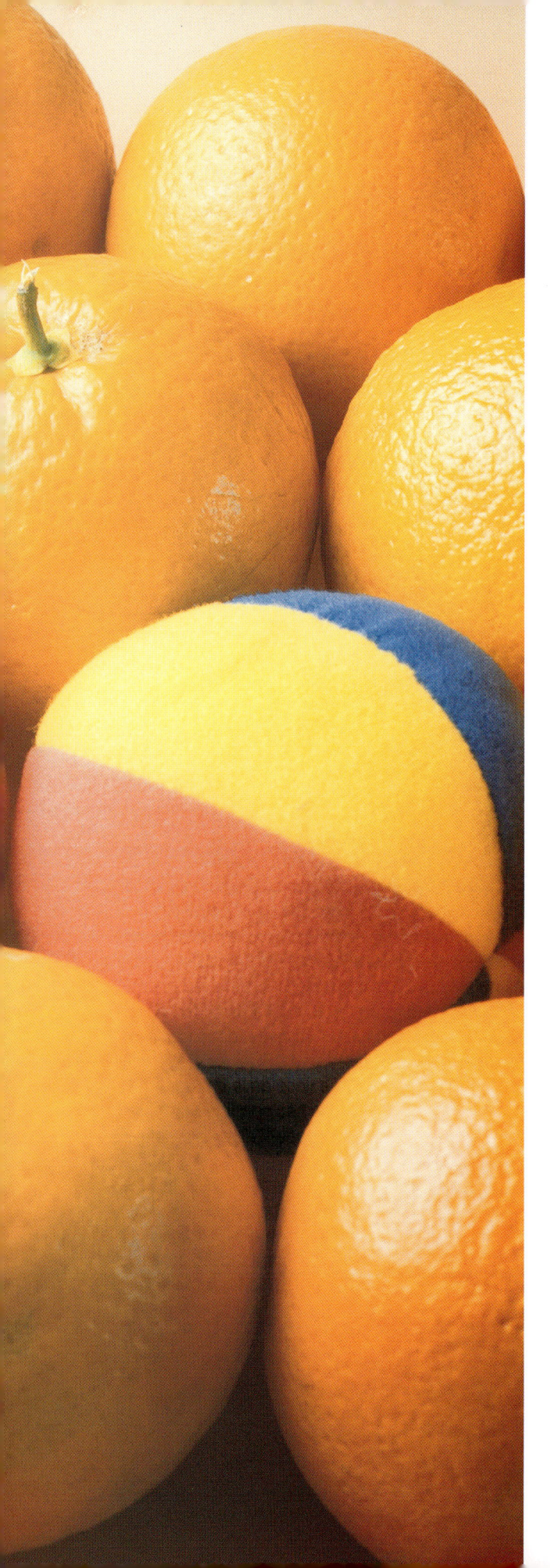

AS FRUTAS

A fruta é, como os cereais, um dos primeiros alimentos que, na consistência semilíquida, o bebê começa a ingerir. Assim que seu filho começar a comer com colher, acabará aceitando-as com facilidade e sua incorporação à alimentação será muito benéfica.

UM ALIMENTO MUITO BOM

A função das frutas em nosso organismo é a regulação. São **a melhor fonte de vitaminas e minerais** e contêm uma importante quantidade de água e fibra.

A quantidade de carboidratos é mais elevada nas frutas do que nas verduras e hortaliças, o que as torna alimentos mais energéticos. Esses carboidratos são formados principalmente por monossacarídeos e dissacarídeos (frutose e sacarose) porque são açúcares de fácil digestão e rápida absorção. Só podemos encontrar amido (carboidrato complexo) na banana pouco madura, que o contém em grande quantidade. À medida que a fruta amadurece, esse amido se transforma em açúcares simples de absorção rápida. A proporção de açúcar depende do tipo de fruta: a banana madura, o melão e os figos são os que mais contêm açúcar.

UMA GRANDE PROTEÇÃO

O sabor ácido de muitas frutas se deve ao seu conteúdo de **vitamina C**, que estimula a produção das defesas e ajuda o bebê a ser menos propenso a sofrer de catarros e infecções. As frutas mais ricas nesta vitamina são as cítricas (laranja, tangerina, limão), o kiwi e as frutas vermelhas. Para conservar a vitamina C, o melhor é oferecê-la ao bebê recém-descascada e triturada. Desta maneira, evita-se que o ar altere seu teor.

Algumas frutas devem sua cor à presença de **beta-caroteno** ou **pró-vitamina A**. Esta vitamina fortalece a pele e aguça a visão.

Do conteúdo dos **minerais** destacam-se o potássio e o magnésio.

OS BENEFÍCIOS DA FIBRA

Por conter diferentes tipos de fibra, a fruta melhora os problemas de **prisão de ventre** de que muitos bebês sofrem quando deixam de mamar no peito. A celulose da fruta é muito eficaz para combater a preguiça intestinal e regularizar os hábitos das crianças.

Grande parte da fibra alimentar desaparece quando a fruta é descascada ou são feitos sucos. Isto se deve ao fato de a fibra se encontrar na polpa e na casca, sendo que a quantidade de fibra nas frutas é menor do que nas verduras e hortaliças.

UM ALIMENTO FÁCIL DE DIGERIR

Todas as frutas são digeridas com facilidade e não é certo que sua acidez seja prejudicial à digestão. Não há nenhuma **fruta** tão ácida quanto o suco gástrico, que o estômago produz para digerir os alimentos. Quanto mais **madura** estiver uma fruta, mais digerível será. A fruta verde contém grande quantidade de celulose, que, ainda, não se transformou em açúcar; por essa razão, não se deve incluí-las nas papinhas do bebê, pois poderiam causar diarréias ou cólicas dolorosas.

DUAS POR DIA

Os adultos costumam comer fruta como sobremesa, mas pode-se ingeri-la em qualquer outro momento do dia. O importante é consumir as duas porções recomendadas por dia, das quais uma deveria ser **cítrica** e a outra, qualquer fruta **da estação**.

Não faz parte deste grupo as bebidas com sabor de frutas. A maior parte destes produtos aromatizados contém açúcar, conservantes, aromatizantes e, alguns, vitamina C.

Também há sucos cujo conteúdo de frutas é de 100% que devem ser considerados como uma porção de fruta (1 copo), embora tenham perdido a fibra.

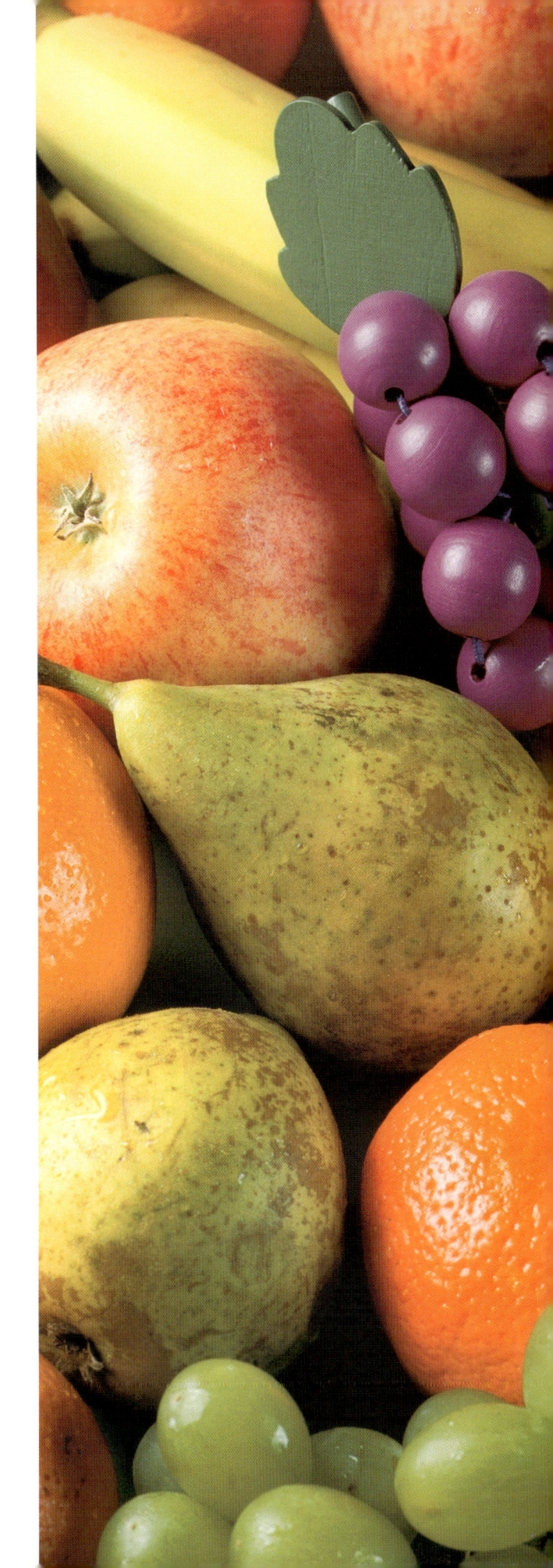

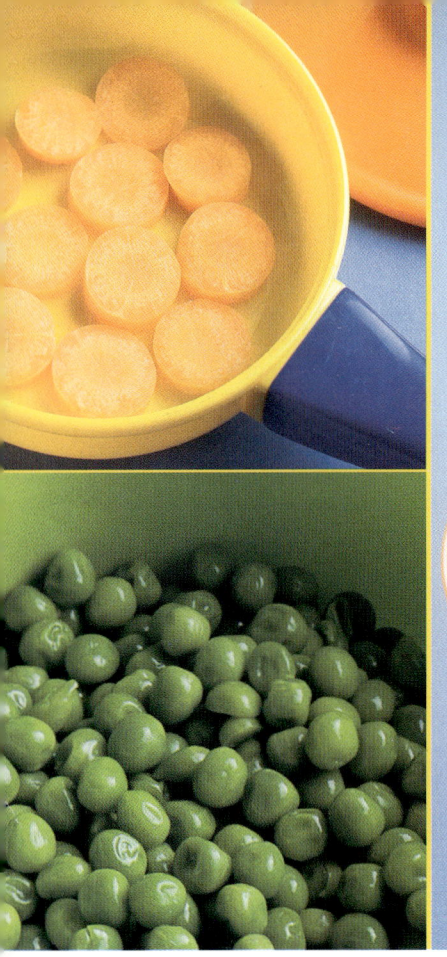

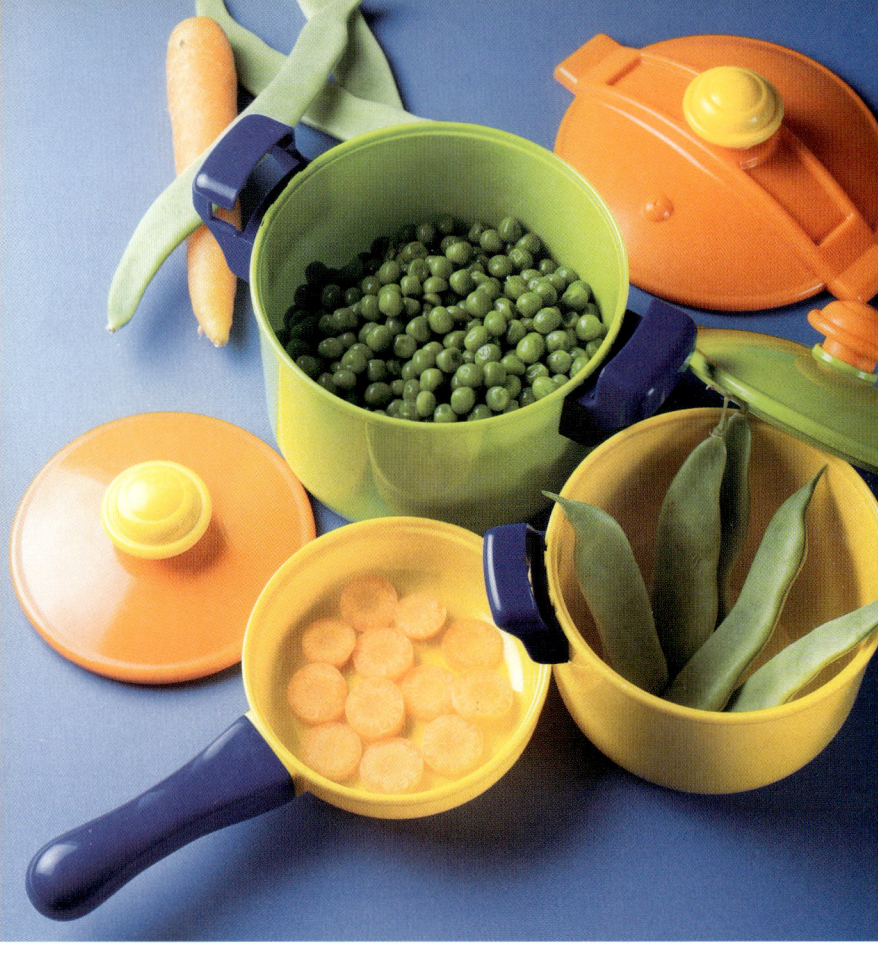

As verduras e as hortaliças são a principal fonte de fibra da dieta.

AS VERDURAS E AS HORTALIÇAS

Lembre-se de que os alimentos de origem vegetal, entre os quais se encontram as verduras e as hortaliças, devem estar muito bem representados em uma alimentação equilibrada, já que mais da metade da energia total da dieta deve ser proporcionada por esses alimentos.

DA RAIZ AOS FRUTOS

As verduras e as hortaliças são vegetais que abrangem muitas estruturas biológicas. Alguns destes produtos são sementes, como os feijões, outros são frutos, como os tomates, as abobrinhas ou as berinjelas; as cenouras e as beterrabas são raízes; o aipo é um talo e a alcachofra ou a couve-flor são flores; a cebola é um tubérculo e a alface, a acelga, a couve e o espinafre são folhas.

As características nutritivas desse grupo são seu baixo aporte energético, dada sua riqueza em água, quase 80%. Fornecem principalmente pró-vitamina A, vitamina C e são **a principal fonte de fibra** da dieta. As verduras e as hortaliças mais verdes são mais ricas em carotenos, por isso é um erro comer apenas a parte branca da alface. A fibra passa intacta pelo sistema digestório e, ao mesmo tempo, capta água, o que aumenta o volume dos resíduos fecais e favorece o trânsito intestinal.

Devido à grande variedade na riqueza de vitaminas e minerais que os alimentos deste grupo contêm, recomenda-se a ingestão variada de verduras e hortaliças. É uma das melhores formas de prevenir a prisão de ventre e certas patologias, algumas mais graves.

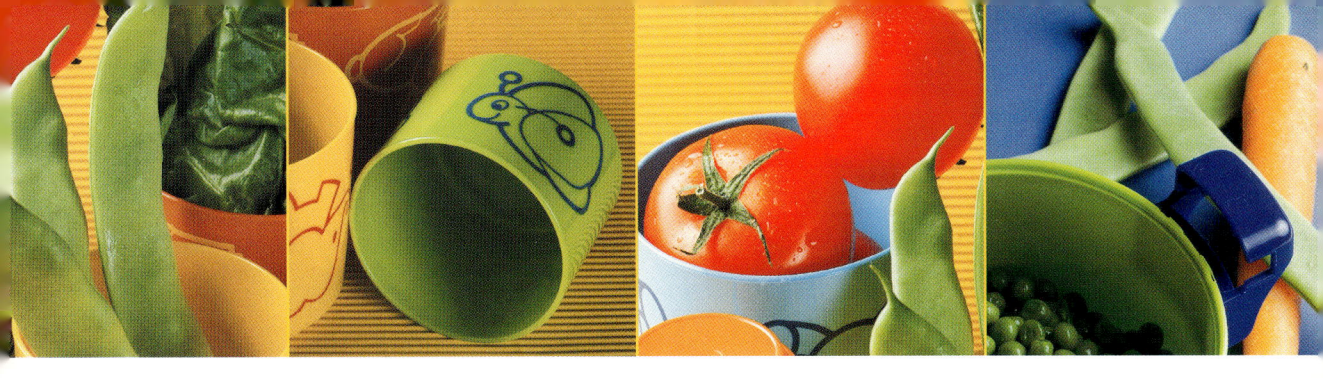

Acrescente a verdura na água quando já estiver fervendo e mantenha o recipiente tampado.

CUIDE DE SUA APARÊNCIA

Escolha sempre verduras em **bom estado**, sem amassados. O odor também é importante. Se comprá-las embaladas observe se não contêm líquido no interior nem se estão murchas. Não compre grande quantidade já que, em geral, a verdura fresca não é recém-colhida e se estragará com facilidade em casa.

CONGELAR: SIM OU NÃO?

Se são muito frescas e da estação, você pode congelá-las. Uma condição essencial é **lavá-las** muito bem e **escaldá-las** por 5 a 10 minutos em água fervente, escorrê-las e depois congelá-las. De todo modo, será mais prático congelá-las já cozidas, ou até mesmo trituradas.
Também pode-se comprar verdura congelada. Ao contrário do que muita gente pensa, o congelamento, se feito do modo correto, é um excelente método de conservação das qualidades nutritivas. Neste caso, evita-se a lavagem e o preparo das verduras; você só terá que cozinhá-las.

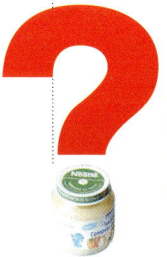

? Aconselha-se o consumo de verduras e de hortaliças cruas ao menos uma vez por dia, para evitar as perdas de vitaminas no cozimento.

COZIDAS SÃO MAIS DIGESTIVAS

Ao cozinhar os alimentos deste grupo melhora-se sua digestibilidade. Lave a verdura com muito cuidado e atenção, mas não a deixe de molho. Corte-a em pedaços grandes e cozinhe em pouca água e por pouco tempo. Coloque a verdura na água quando esta já estiver fervendo, e mantenha o recipiente fechado. Desse modo a perda de vitaminas e minerais será menor. Prepará-las no **vapor** é muito melhor.
Aproveite a água do cozimento das verduras para enriquecer sopas e purês; com exceção da água do espinafre e da acelga por seu rico teor de oxalatos.

VERDURA DE NOVO!

A recomendação nutricional é que devemos consumir verduras todos os dias.
O ideal é comer de **três a quatro porções**, no mínimo duas, se for possível, uma porção de hortaliças cruas; dois tomates, algumas cenouras ou um prato de salada variada.
Considera-se uma porção para um adulto um prato com 250 g de verdura.
Em geral, a verdura é considerada como um primeiro prato, mas, se preparada de modo adequado, pode ser um excelente acompanhamento para o segundo, assim será mais fácil atingir a quantidade recomendada.

OS LÁCTEOS

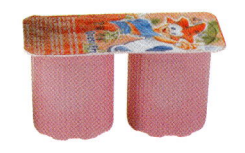

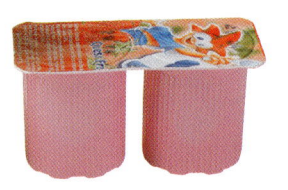

Os produtos que se incluem neste grupo de alimentos são o leite de vaca e seus derivados, como os leites fermentados e os queijos. O leite contém significativas quantidades de proteínas, cálcio, vitaminas B_2 e B_{12}, quantidades menores de zinco e vitamina A, mas é muito pobre em ferro.

UM ALIMENTO QUASE COMPLETO

As proteínas do leite têm alto valor biológico, ou seja, contêm todos os aminoácidos essenciais necessários para a construção de nossas próprias proteínas. As mais abundantes são a **caseína**, a **lactoalbumina** e a **lactoglobulina**. Aproveita-se a caseína para fazer queijo. Do ponto de vista protéico, 250 ml de leite equivalem a 35 g de queijo semi-seco ou a 50 g de carne.

O leite desnatado conserva o mesmo valor protéico do leite integral e a mesma quantidade de cálcio e lactose, mas perde as vitaminas lipossolúveis A e D, além da gordura correspondente. Os aminoácidos do leite se complementam muito bem com os dos cereais, de tal forma que, ingerindo-se esses elementos juntos, obtém-se um aporte de proteínas de melhor qualidade.

NÃO PRECISA DE AÇÚCAR

A **lactose** é o açúcar contido no leite. É o único glicídio de origem animal. Confere ao leite um sabor naturalmente doce, razão pela qual se pode considerar um erro dietético acrescentar outro tipo de açúcar. Os queijos contêm, em geral, pouca lactose, pois esta permanece na parte solúvel que se separa do coalho no processo de industrialização.

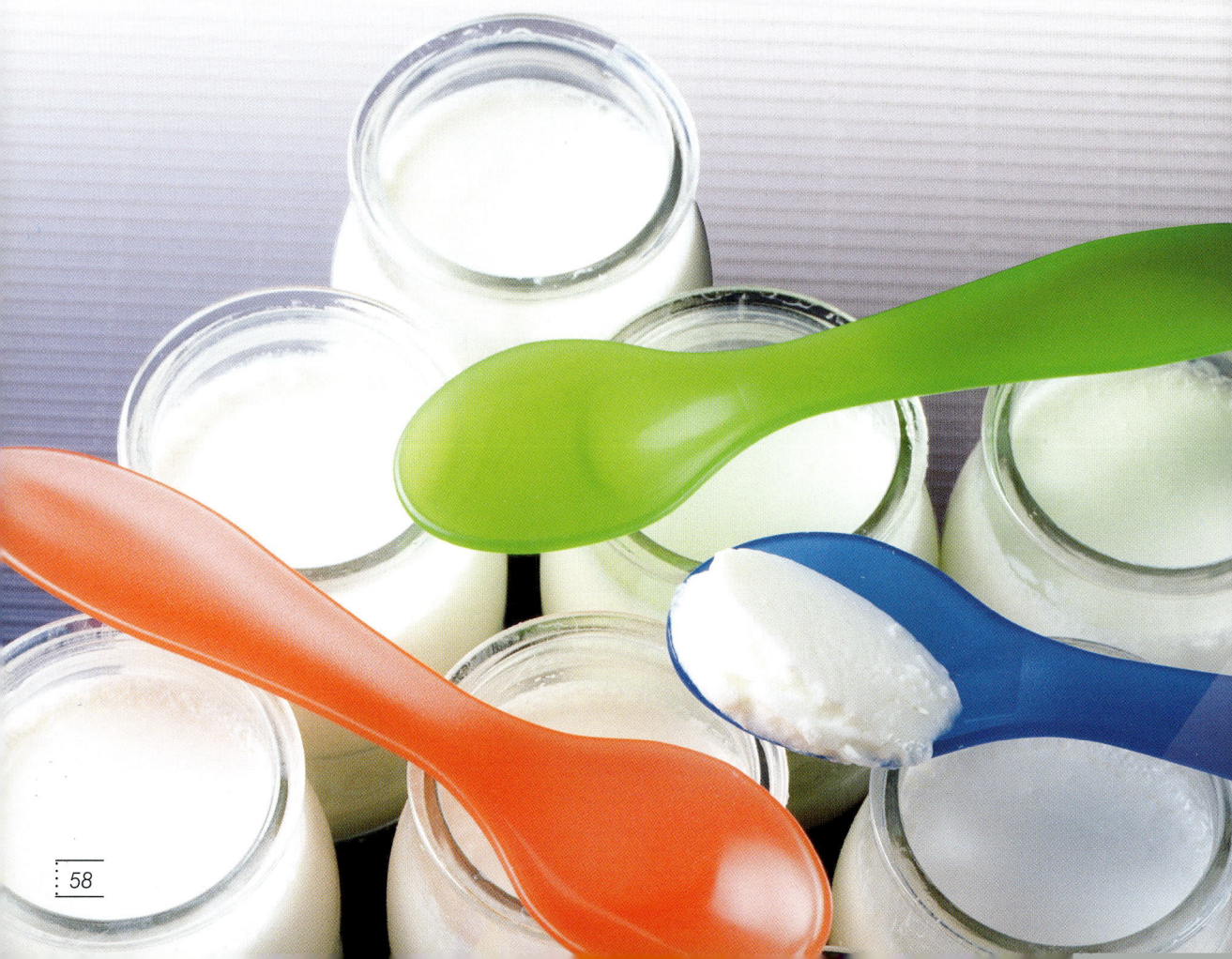

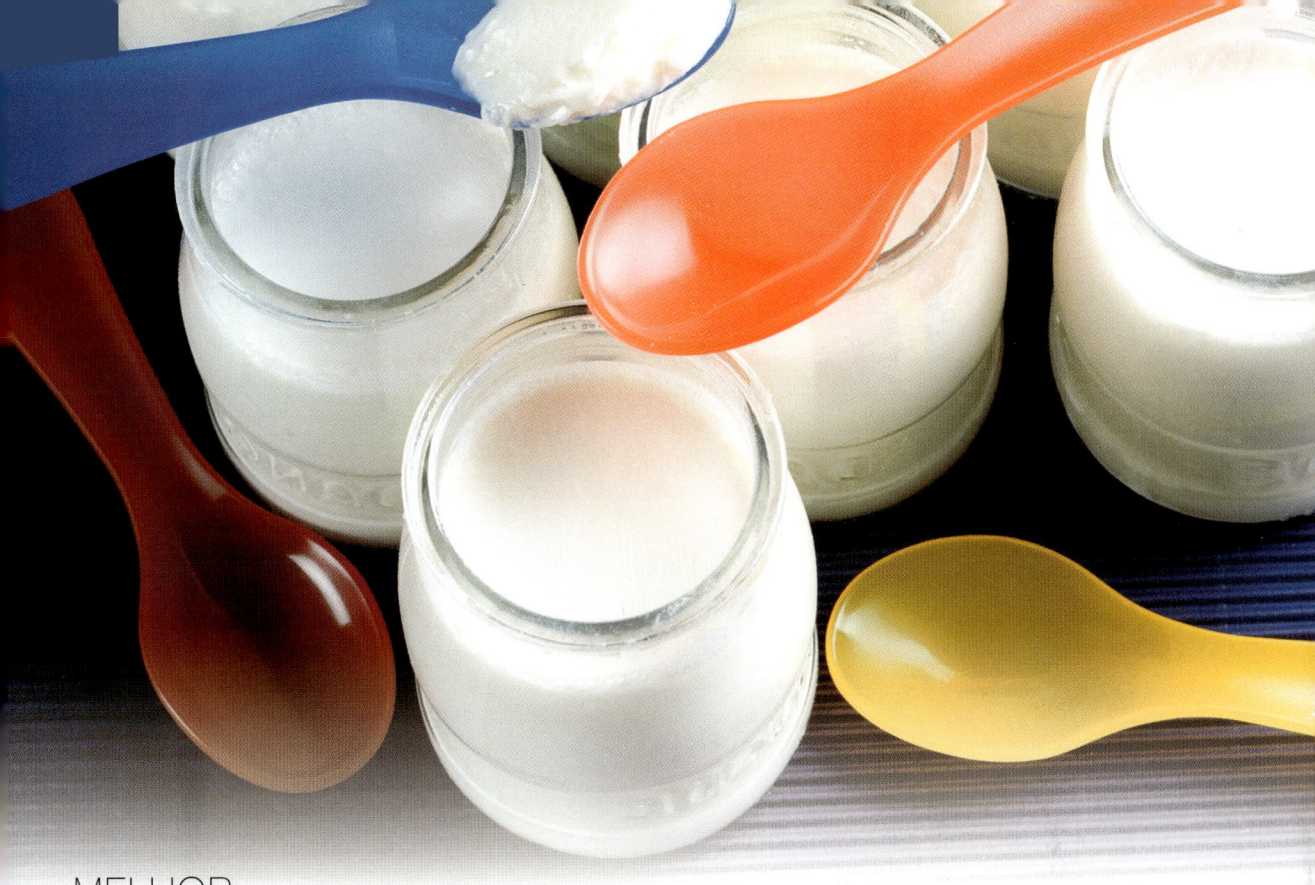

MELHOR COM POUCA GORDURA

O conteúdo de lipídios ou gorduras é formado principalmente por **ácidos graxos saturados**, pouco recomendáveis para a saúde cardiovascular. Somente uma terça parte da gordura corresponde a ácidos graxos poliinsaturados, e contém em torno de 14 mg de colesterol em cada 100 ml. Os leites desnatados ou semidesnatados fornecem menor quantidade de gordura saturada e energia, por isso o seu consumo é recomendado, mas não para todas as faixas etárias.

O conteúdo de lipídios dos queijos é muito variável em razão do processo de industrialização e da matéria-prima inicial.

CÁLCIO À SUA DISPOSIÇÃO

O leite e seus derivados lácteos são **as principais fontes de cálcio** da dieta. O leite contém de 110 a 130 mg de cálcio e 90 a 100 mg de fósforo em cada 100 ml.

Os produtos lácteos têm a vantagem de apresentar o cálcio em condições de absorção muito superiores a de outros alimentos que também o contêm, sendo máximo o aproveitamento e a utilização deste mineral.

O leite contém vitaminas do complexo B, um pouco de ácido ascórbico, e as vitaminas lipossolúveis A e D se for integral, ou seja, caso conserve toda a gordura.

A lactose favorece a absorção de cálcio.

NEM TUDO É LEITE

Consideram-se neste grupo, como **derivados lácteos**, os iogurtes, os leites fermentados, queijos, flãs e cremes. Não se incluem aqui o creme de leite, a nata e a manteiga, já que estes produtos são elaborados com a gordura do leite, apresentando um grande teor destas gorduras e reduzida quantidade de cálcio.

O leite é um alimento de grande valor nutricional, exceto pelo seu teor de ferro, e o seu consumo ou o de seus derivados é importante em todas as idades nas populações saudáveis, sobretudo em fases de crescimento e desenvolvimento, e em casos fisiopatológicos especiais, como a gestação e o aleitamento.

Durante o primeiro ano de vida não se deve ingerir outro leite que não seja o materno ou as fórmulas lácteas infantis, para evitar reações alérgicas. O leite também é necessário na idade adulta para manter os depósitos de cálcio do esqueleto, principalmente nas mulheres que após a menopausa experimentam perdas significativas de cálcio.

AS CARNES, O PEIXE E OS OVOS

As carnes, peixes e ovos são alimentos muito diferentes do ponto de vista organoléptico, mas são similares quanto às qualidades nutritivas. Os alimentos deste grupo são especialmente ricos em proteínas, assim como em gorduras, ferro, vitaminas do complexo B e em ácido fólico.

A CARNE

Em geral as mais consumidas são as de boi, porco, cordeiro, frango e coelho; Há certa tendência em distinguir as carnes brancas das vermelhas, distinção que pode ser útil do ponto de vista gastronômico, pois que, na realidade, seus valores nutritivos são muito semelhante.

A carne é um alimento rico em **proteínas** de alto valor biológico. A proteína da carne só é superada, quanto à qualidade, pela proteína do leite e dos ovos.

Em termos gerais, a carne magra possui em torno de 20 a 25% de proteínas, enquanto a carne gordurosa possui entre 14 e 20%.

O valor protéico da carne não varia segundo a categoria comercial das peças; as mais econômicas (carnes de segunda) são tão nutritivas quanto as mais apreciadas (carnes de primeira). Os lipídios são os nutrientes que mais variam de uma carne para outra. Contêm quantidades significativas de ácidos graxos saturados, menor quantidade de ácidos graxos insaturados e um pouco de colesterol presente em todos os produtos de origem animal.

As aves

Suas proteínas têm um valor biológico tão bom quanto as demais carnes. A gordura encontra-se sob a pele que, uma vez retirada, resulta em uma carne muito magra. A cor da carne do frango pode ser branca ou amarela, de acordo com o tipo de alimentação que o animal tenha recebido, mas seu valor nutritivo não varia. A carne de frango e a de peru são as primeiras a serem introduzidas na alimentação do bebê.

O PEIXE

O peixe possui um percentual de proteínas um pouco inferior ao da carne, porque contém mais água, mas tem a mesma qualidade nutritiva. A diferença mais importante está em seu teor de gordura, esta varia de acordo com as épocas do ano.. A gordura do peixe é benéfica para o coração, por isso ele deve ser consumido com mais freqüência do que a carne.

Quanto aos sais minerais, o peixe é rico em iodo, fósforo, potássio, cálcio e magnésio, e seu teor de vitaminas se divide entre as vitaminas lipossolúveis A e D e as vitaminas do complexo B.

Mais digestivo

Está bastante disseminada a idéia de que o peixe alimenta menos que a carne, quando na realidade eles têm valor nutritivo muito semelhante. Esta crença se deve à sua melhor digestibilidade, que o torna um alimento mais leve do que a carne. O peixe contém muito **pouco tecido conjuntivo**, e menos gordura, por isso é digerido com mais facilidade. O peixe congelado possui o mesmo valor nutritivo que o fresco, desde que se mantenha rigorosamente a temperatura fria.

OS OVOS

O ovo é um excelente alimento; é o que contém as proteínas de mais alto valor biológico, não havendo nenhuma diferença nutricional entre os ovos de casca amarela ou branca.

A gema contém principalmente **lipídios**, **fosfolipídios** e **colesterol**, e a clara, vários tipos de **proteínas**. Uma pessoa saudável pode consumir 5 ou 6 ovos por semana. Os ovos perdem qualidade com o tempo, e se a temperatura é alta o envelhecimento é mais rápido. Os ovos frescos se conservam na geladeira por até duas semanas.

61

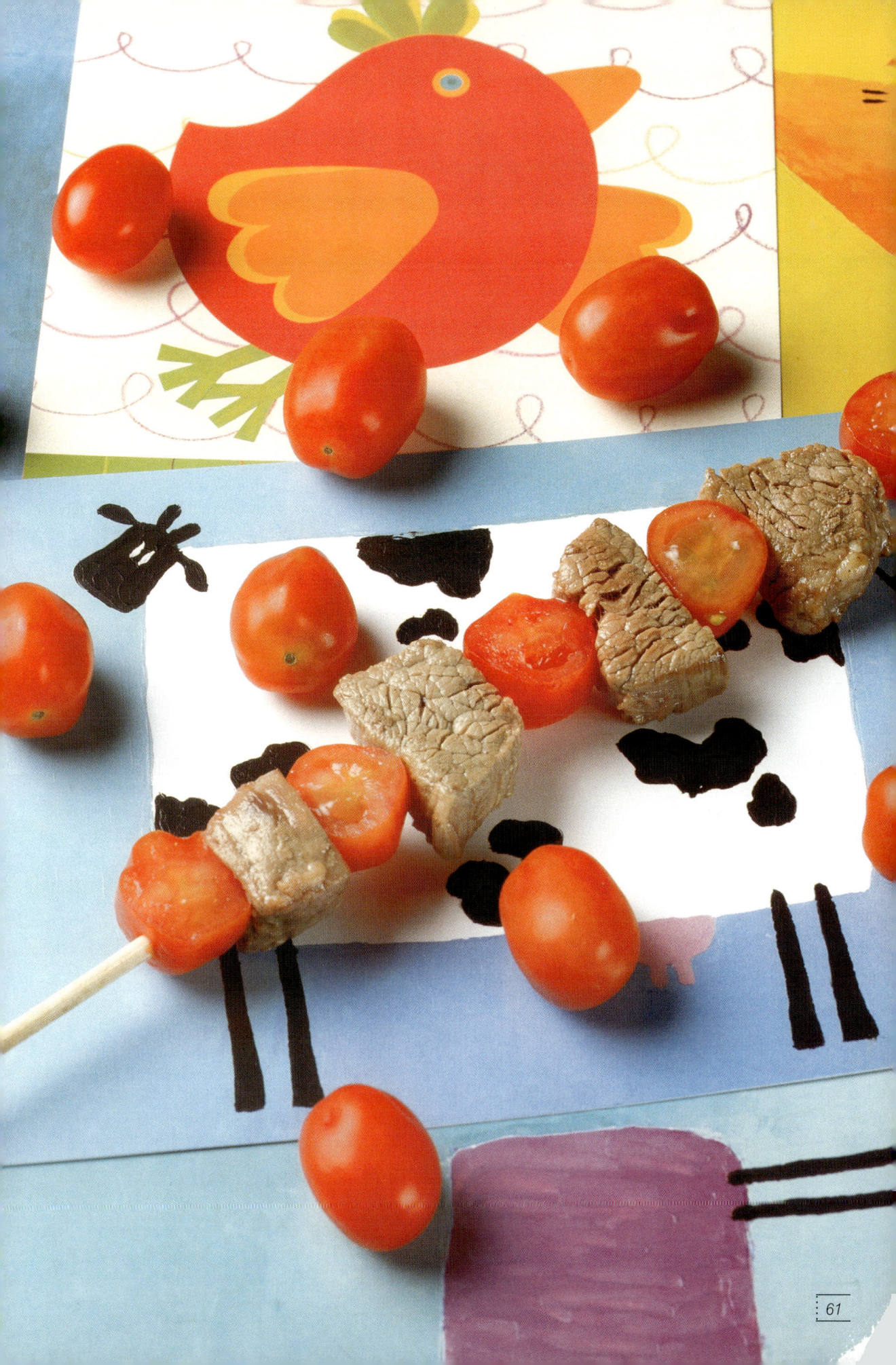

A ÁGUA, UM ELEMENTO VITAL

Sem água a vida não seria possível. Um terço do nosso corpo é água e esta quantidade se mantém constante graças ao equilíbrio entre as perdas e o consumo. Qualquer desequilíbrio hídrico pode ter desagradáveis conseqüências para a saúde.

A VIDA, UM PROCESSO DE DESIDRATAÇÃO

A água é o componente mais importante do nosso organismo, quase 70% do nosso peso corporal, 80% no recém-nascido e quase 90% no feto. A quantidade de água diminui com a idade, por isso se diz que a vida é um processo de desidratação; está em proporção inversa ao conteúdo de gordura, ou seja, mais gordura, menos água.
A água é o meio onde se realizam todos os fenômenos bioquímicos essenciais para a vida.

DE QUANTA ÁGUA NECESSITAMOS?
As necessidades de água do organismo são determinadas, em grande parte, pela composição do que comemos, sobretudo pelo conteúdo de proteínas e sal.
O consumo de água deve ser aumentado nas seguintes situações: durante a atividade física, em ambientes com temperaturas elevadas, em estados febris e em estados diarréicos.
O suor pode fazer variar consideravelmente a necessidade de água do organismo. A quantidade de suor pode variar de meio litro até 5 ou 10 litros por dia, de acordo com a atividade física e a temperatura ambiente. A necessidade hídrica também varia de acordo com a idade: um adulto precisa de aproximadamente 35 ml de água por quilo de peso ao dia; para o bebê essa quantidade é 3 ou 4 vezes maior.
As necessidades de água variam de um indivíduo para outro.
É aconselhável beber 1,5 ou 2 litros de água por dia, e deve-se beber sempre que se tenha sede.

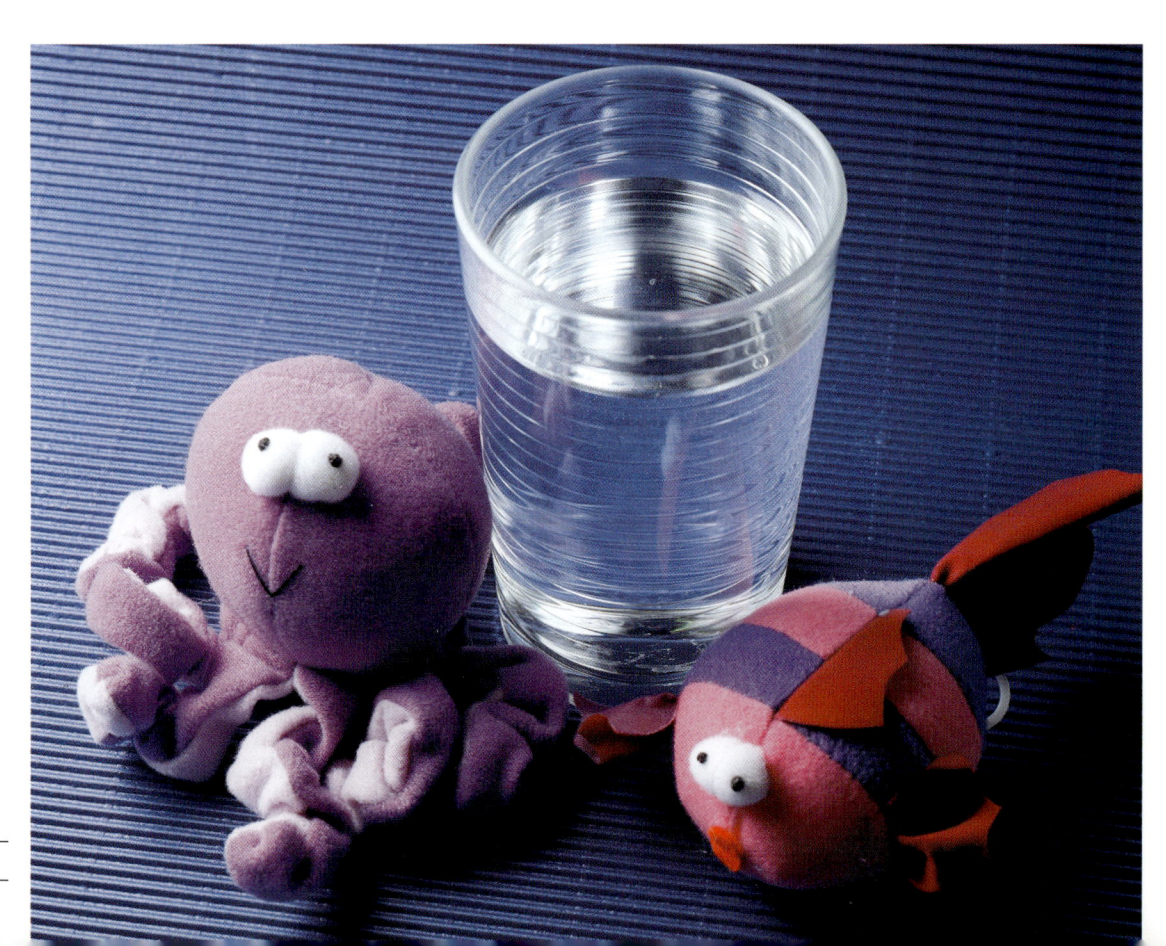

CONSUMOS E PERDAS

Em condições normais, o conteúdo de água do organismo se mantém praticamente constante, porque as perdas são compensadas pelo consumo.
O consumo se baseia na água que bebemos, na que está contida nos alimentos e, em menor quantidade, na água que resulta da combustão de glicídios, proteínas e gorduras; para uma dieta normal, a água resultante da oxidação metabólica é de 300 ml por dia, aproximadamente. A água contida nos alimentos representa em torno de um litro, e o restante devemos obter com a ingestão de líquidos.
As perdas de água ocorrem por quatro vias:
Pela pele, pelos pulmões (transpiração invisível), e pela urina e pelas fezes.

AS FONTES ALIMENTARES

A água contida nos alimentos nem sempre está na forma livre, com freqüência encontra-se ligada a sólidos ou contida nas proteínas, sais etc. Por isso se comporta de forma diversa nos diferentes grupos de alimentos.

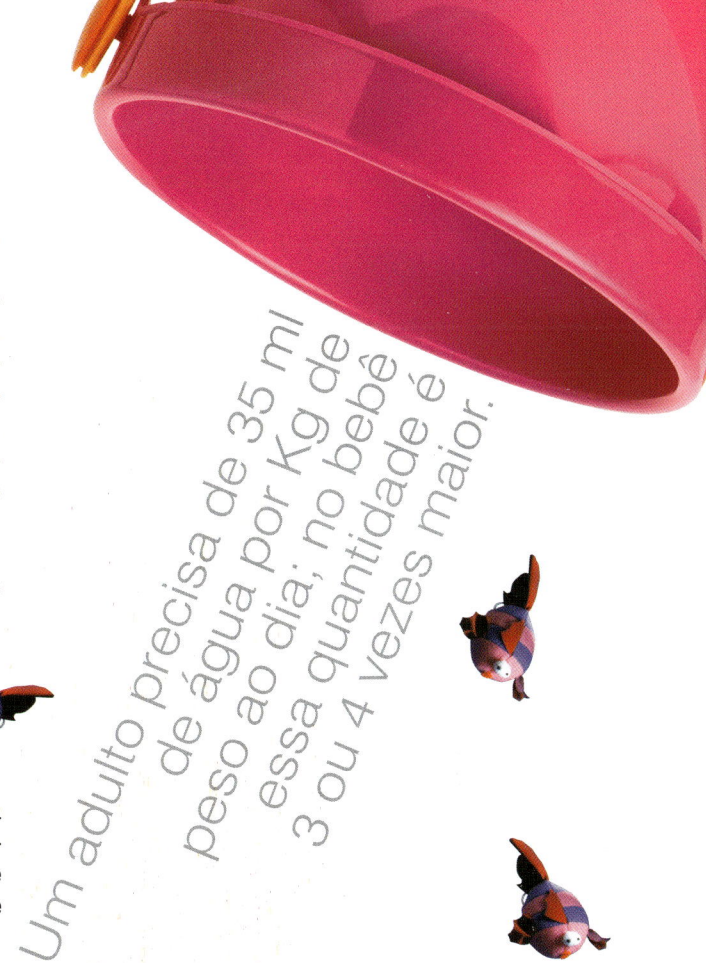

Um adulto precisa de 35 ml de água por kg de peso ao dia; no bebê essa quantidade é 3 ou 4 vezes maior.

EQUILÍBRIO HÍDRICO DO ORGANISMO

ELIMINA		CONSOME	
Respiração + Transpiração	0,8 l	Água e bebidas	1,0 l
Urina	1,4 l	Alimentos	1,0 l
Fezes	0,1 l	Água (metabolismo)	0,3 l
Total	**2,3 l**	**Total**	**2,3 l**

Fonte: Alimentación y Dietoreapia. Clapés/Rigolfas/Cervera.

CONTEÚDO DE ÁGUA DOS PRINCIPAIS ALIMENTOS

Fruta	90 %	Ovos	74 %	Farinhas	13 %
Verdura	90 %	Peixe	70 %	Legumes	12 %
Leite	87 %	Carne	60 %	Amêndoas	5 %
Batatas	75 %	Queijos	55 %	Azeite	0 %

Fonte: Alimentación y Dietoreapia. Clapés/Rigolfas/Cervera.

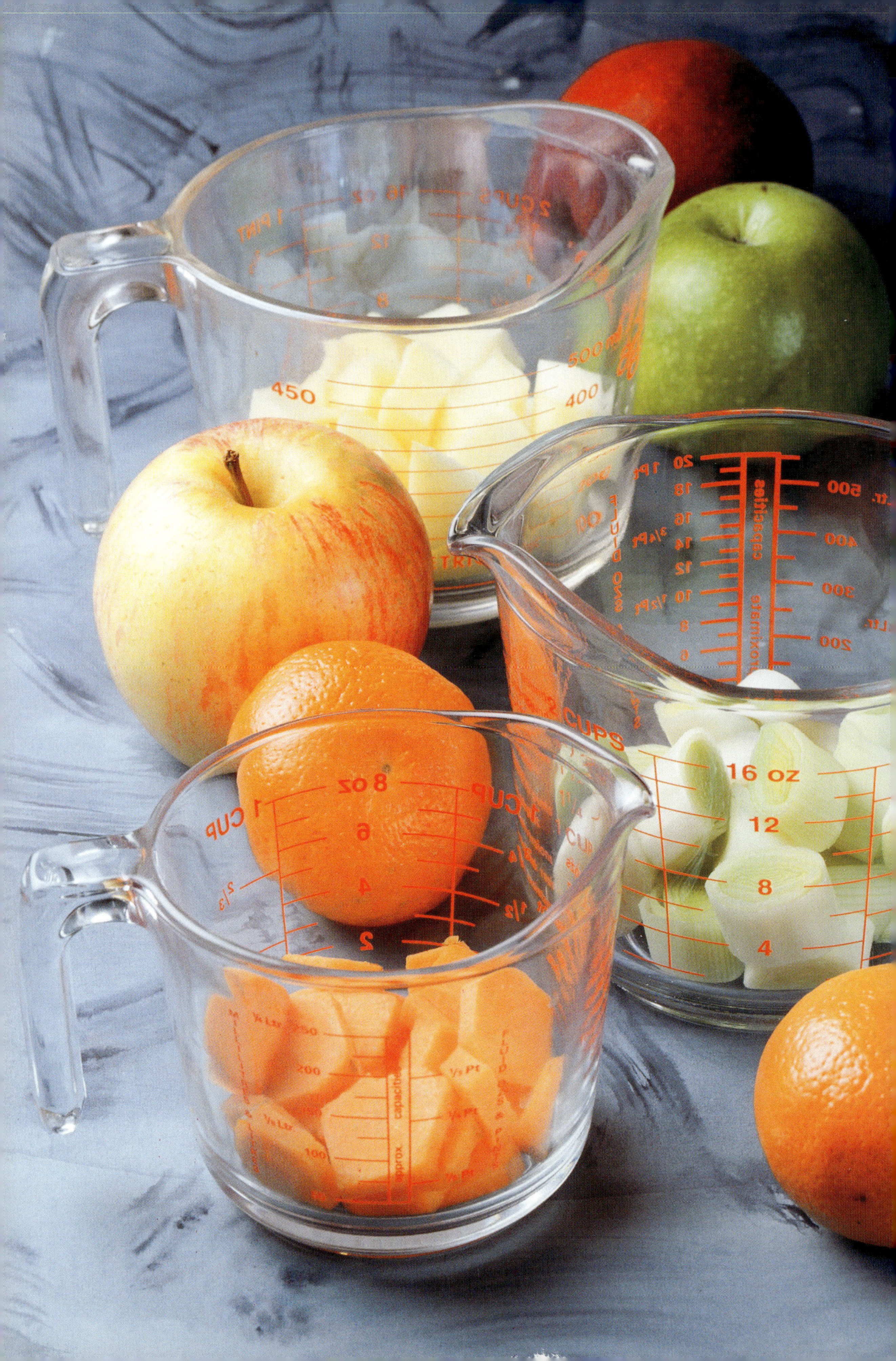

450
400
2 CUPS
16 oz
12
8
4
1 CUP
8 oz
6
4
2

A INTRODUÇÃO DOS ALIMENTOS SÓLIDOS: EDUCAR OS PEQUENOS GOURMETS

Não há nenhuma razão médica que indique qual deve ser o **primeiro alimento complementar** a ser introduzido na alimentação do lactente. Deve-se considerar as tradições culturais, as pressões sociais e as condições econômicas, mas também dependerá de outros fatores sumamente importantes, como a aceitação por parte do bebê, a qualidade nutricional, a alerginicidade e a facilidade de aquisição do produto em determinadas regiões.

O importante é não introduzir os alimentos sólidos antes dos 4 meses nem após os 6 meses.

DE 4 A 6 MESES: QUANDO O LEITE JÁ NÃO É SUFICIENTE

A alimentação complementar deve ser introduzida quando o lactente é capaz de manter-se sentado com apoio e tem um bom controle neuromuscular da cabeça e do pescoço. Sabe-se, além disso, que o tubo digestivo do lactente é imaturo e tem maior permeabilidade intestinal a determinados tipos de proteínas que podem favorecer o aparecimento de intolerâncias, cólicas e diarréias.

O DESMAME

Entende-se por desmame a passagem da alimentação exclusiva do leite materno ou alimentos substitutos do leite materno para a introdução progressiva de alimentos sólidos até chegar à dieta normal da família, ainda que o desmame literalmente signifique "fechar a mama". Representa uma etapa-chave no crescimento e no desenvolvimento do bebê pela repercussão que tem no nível nutricional, psicológico e social.

Chega uma idade, entre os 4 e 6 meses, em que o leite já não é suficiente para suprir as necessidades nutricionais do bebê e é preciso introduzir novos alimentos na sua dieta. Não obstante, cada bebê é um indivíduo; nem todos amadurecem na mesma idade. Não comece a dar alimentos sólidos a seu filho só porque ele já tem 4 meses. Deixe que ele lhe indique o melhor momento para isso. O dia que ele pedir mais mamadeiras significa que é chegado o momento de começar com os sólidos, pois o leite já não será suficiente. Pode coincidir com a diminuição do reflexo de sucção.

A alimentação com sólidos é um processo gradual. Comece com pequenas quantidades, duas ou três colheres no máximo, e vá aumentando a quantidade. Substitua uma das mamadas diárias e procure escolher a hora mais conveniente e na qual o bebê não esteja muito cansado.

Para introduzir os sólidos, o critério que se deve adotar é que, em conjunto, estes alimentos devem fornecer os nutrientes necessários para o crescimento constante do bebê.

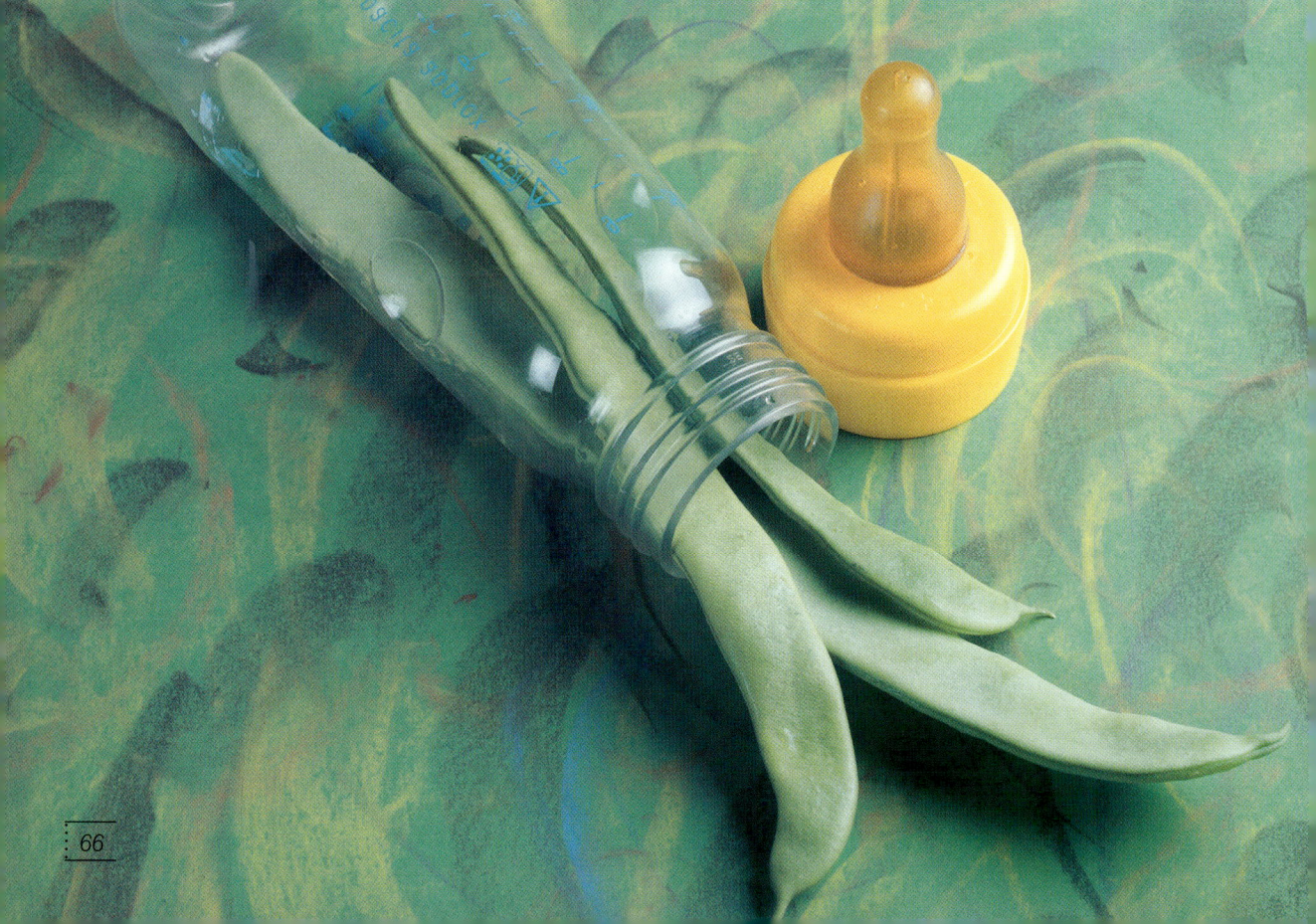

COMO E QUANDO COMEÇAR

Não há evidências de que exista algum benefício para o lactente nem que ele vá crescer de maneira mais saudável por introduzir a alimentação complementar mais cedo, porém quanto maior for o bebê mais difícil será ele aceitar mudanças na alimentação. Quando você perceber os primeiros sinais de maturidade em seu filho, comece com os novos sabores.

Em geral, a **mamada do meio-dia** pode ser a mais indicada para experimentar mudanças, porque nessa hora o bebê está mais desperto. É preferível iniciar a refeição com leite, porque é o que ele espera. No meio da mamada, dê-lhe umas duas colheres do novo alimento, independentemente se ele mama no peito ou se toma mamadeira. Não o obrigue a comer mais do que ele quer. Uma vez que ele tenha provado, continue a mamada de forma habitual. Caso o bebê recuse a papinha, isto não significa que não a aprecie; pode ser que ainda não esteja preparado para ingeri-la. No entanto, às vezes ele cospe porque não se introduziu bem o alimento na sua boca. O lugar correto para que o bebê possa engolir sem dificuldade é a parte posterior da língua. Se ainda assim ele resiste ao novo alimento, espere uma semana e tente de novo.

COM ORDEM E PLANEJAMENTO

Os alimentos sólidos devem ser introduzidos um a um e com um intervalo de algumas semanas. Tenha em mentte que o sistema digestório do bebê ainda é imaturo, e deve-se esperar que ele se adapte aos novos alimentos para evitar dores de estômago, prisão de ventre, diarréias ou processos alérgicos. Não lhe dê nenhum alimento novo sem certificar-se de que ele tenha tolerado bem os anteriores, de modo que se o bebê reagir adversamente, será possível detectar o alimento causador.

Não existe uma regra para a introdução de novos alimentos. Como já comentamos, devem ser considerados os costumes regionais e outros fatores. Você pode optar por introduzir primeiro os cereais, as frutas ou as verduras, seguindo a indicação do seu pediatra. Para se acostumar a outros sabores, o usual é começar pelo suco de laranja, entre as mamadas, que, além do mais, lhe fornecerá uma boa dose de vitamina C. Ofereça-lhe apenas umas duas colheres. Se ele a tolerar bem, você poderá aumentar a quantidade e variar o tipo de cítricos.

Uma boa escolha para começar com os sólidos são os cereais sem glúten, como o arroz ou o milho. Uma vez que ele tenha se acostumado à papinha de cereais com colher, você pode iniciar a de fruta.

No final dos seis meses, ocorre uma das mudanças mais importantes na alimentação do bebê: a passagem do doce para o salgado com a introdução das verduras.

> **?** Se o bebê rejeita um sabor novo, é melhor não obrigá-lo ou ele começará a ter aversão a esse alimento. Espere uma semana e tente oferecê-lo novamente.

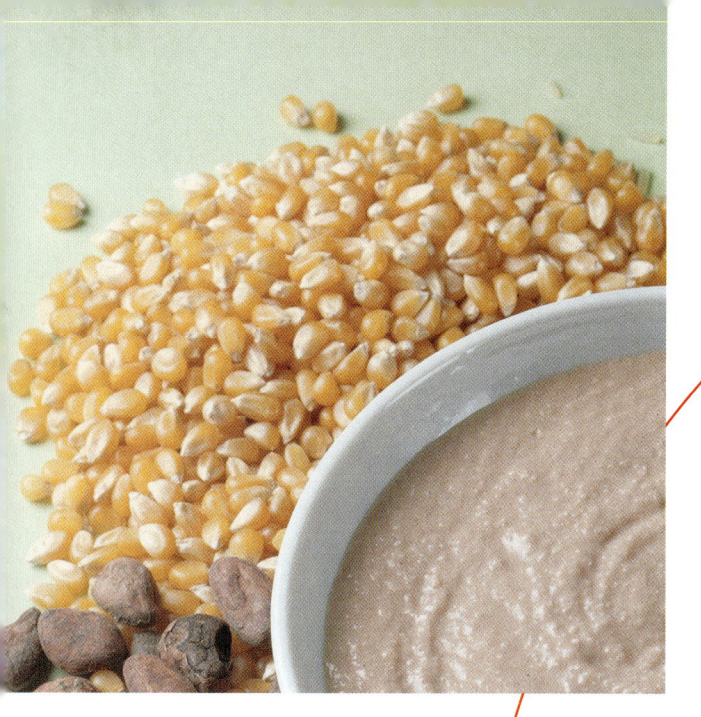

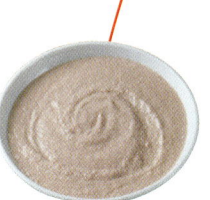

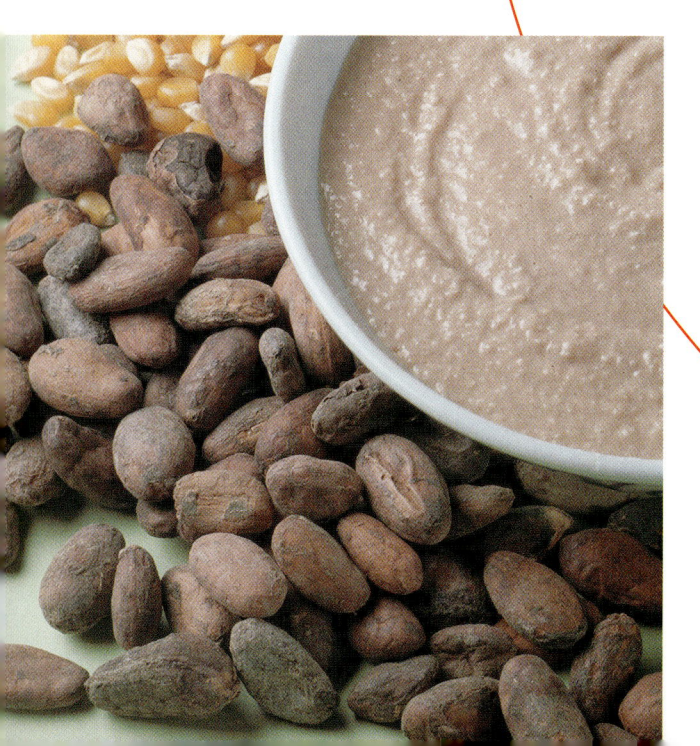

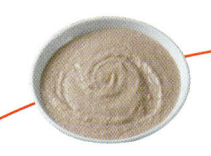

MODO DE PREPARÁ-LOS E TEXTURA

A alimentação complementar permite que o bebê se acostume a novos sabores, aprenda a engolir comida sólida e a mastigar. No começo, a textura deve ser semilíquida para que se assemelhe o máximo possível à do leite, pouco a pouco vá engrossando-a.

Mudança de sabor
A primeira mudança de sabor que os bebês experimentam é a do suco e das frutas. Dilua o **suco de laranja** com o dobro da quantidade de água. Caso ele o tolere bem e goste, após alguns dias você pode prepará-lo com 50% de água. Quando o bebê estiver acostumado e sempre que as laranjas não forem muito ácidas, ponha duas partes de suco para uma de água e vá reduzindo a diluição até que ele tome apenas o suco. Prepare o suco de frutas um pouco antes de dá-lo ao bebê, para que ele não perca as vitaminas, muito sensíveis ao oxigênio do ar e à luz. Não acrescente açúcar nem mel.

Energia
Os **cereais** são necessários para fornecer energia, mas é um erro alimentar o bebê em excesso, já que seu conteúdo calórico pode favorecer a obesidade. Não se esqueça de que até os 6 meses o alimento básico deve ser o leite. A princípio, os cereais devem **ser sem glúten** para prevenir a doença celíaca, que pode ser muito grave quando o bebê é muito pequeno. Nos primeiros dias prepare uma das mamadeiras, seja de leite materno ou do leite adaptado, com duas colheres de cereais. De forma gradual você poderá aumentar a quantidade até que a mamadeira líquida se torne uma papinha espessa, e você possa começar a dar-lhe com colher.

Quando tiver substituído integralmente uma mamadeira de leite pela papinha de cereais e seu filho aceitar com agrado o novo sabor, será muito cômodo dar-lhe a papinha no final do dia, para que ele se mantenha satisfeito por toda a noite.

Se você utiliza as fórmulas comerciais com leite que são mais fáceis de preparar, siga corretamente as instruções do fabricante para que a concentração fique adequada.

Coquetel de cores
A incorporação da **fruta** na alimentação do bebê é uma fase importante porque proporciona a ele muitas vitaminas e minerais. Ela poderá tornar-se, de

imediato, um de seus pratos preferidos. Quando o bebê tolerar bem os sucos, você pode aumentar sua consistência, misturando outras frutas, sempre que estejam maduras. O ideal é acrescentá-las uma de cada vez para verificar a reação do bebê.

Qual é a melhor fruta para começar? As maçãs, peras e bananas bem maduras são a melhor opção. Nos primeiros dias prepare a papinha só com meia unidade de fruta e suco de laranja, até obter uma textura semilíqüida. À medida que seu filho for aceitando, você pode engrossar a papinha progressivamente, mas esta deve ficar sempre bem homogênea, para não provocar náuseas, caso o bebê encontre alguma pelotinha.

Respeite as preferências do bebê quanto aos diferentes tipos de fruta; com o tempo, ele irá se familiarizando com outras variedades. Não acrescente açúcar, mel, nem bolachas que contenham glúten.

Não há nenhum problema em dar ao bebê a fruta em forma de compota, desde que ele receba uma dose adequada de vitamina C na forma de suco ou fruta crua. Lembre-se de que as bananas cozidas perdem sua propriedade adstringente (constipante). Amoras, pêssegos e kiwis podem provocar reações alérgicas, por isso introduza-os com cautela. Pouco a pouco substitua a hora do lanche por papinha de fruta.

Do doce ao salgado

Até o final dos 6 meses você pode dar-lhe a primeira papinha de **verdura**. Este passo é o que pode trazer mais problemas, porque provoca uma mudança radical de sabor.

Comece fazendo um purê muito claro à base de batata e leite. Se você não observar nenhuma reação alérgica, pode acrescentar cenoura e, depois de alguns dias, vagens. No início, você deverá triturar muito bem o purê para que ele fique fino, e seu filho possa engoli-lo sem dificuldade.

Lembre-se de que nesta idade os bebês não mastigam os alimentos, mas os engolem diretamente, elevando a língua até o palato e pressionando o alimento para dentro. Não acrescente sal. Durante o primeiro ano, evite as verduras flatulentas como as couves, a couve-flor e o brócolis, e as ricas em nitratos, como os espinafres, o rabanete, a beterraba e o nabo.

Substitua gradualmente a mamada do meio-dia pelo purê de verdura.

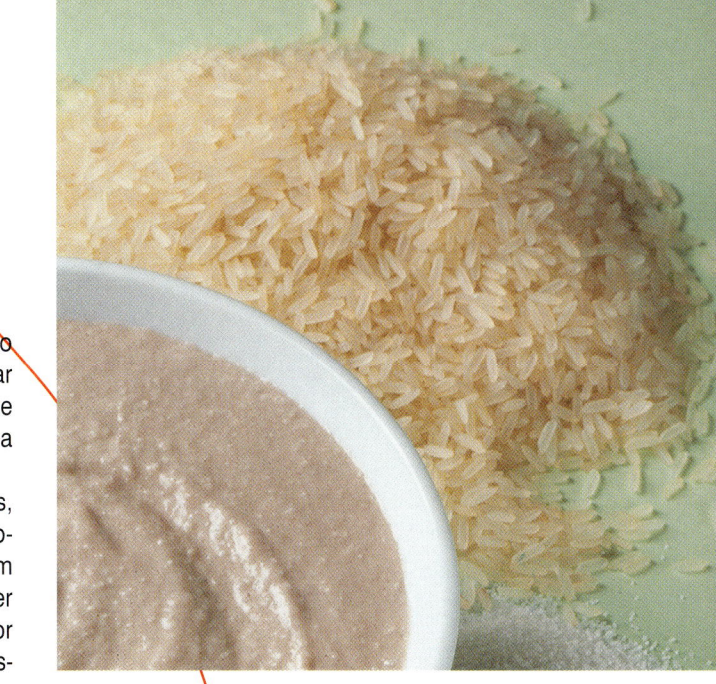

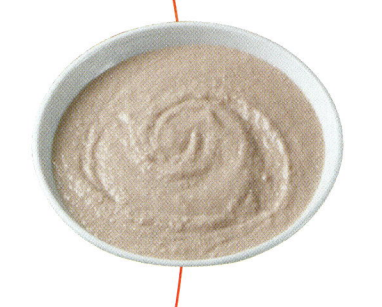

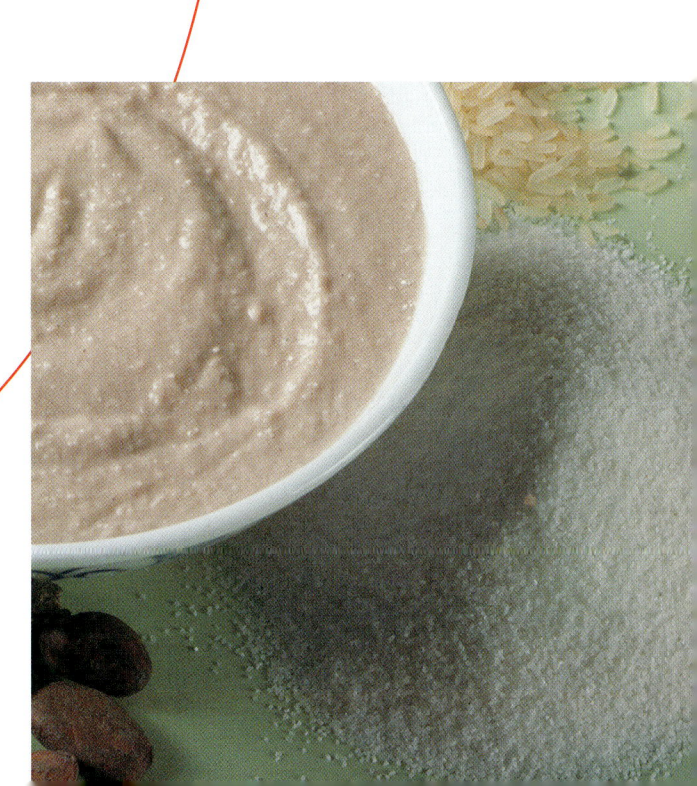

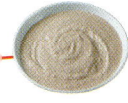

SEMPRE COM A COLHER?

Entre os 4 e 6 meses de vida desaparece no bebê o **reflexo da expulsão**, que é a tendência de colocar a língua para fora e, conseqüentemente, expulsar os alimentos da boca. Não se preocupe em dar a seu bebê os purês com colher até que ele tenha perdido esse reflexo. Não há inconvenientes em dar-lhe as primeiras papinhas na mamadeira, mas assim que perceber que seu filho está suficientemente maduro, não hesite em usar a colher. A paciência e a calma serão seus melhores aliados.

TABELA: HORÁRIO DAS REFEIÇÕES

Horas	6	8	10	12	14	16	18	20	22	24
4 meses		Leite materno ou de inicio	Suco	Início dos cereais sem glúten		Leite materno ou de início	Suco	Leite materno ou de início		Leite materno ou de início
5 meses		Leite materno ou de inicio		Início das frutas		Leite materno ou de início	Suco	Cereais sem glúten		Leite materno ou de início
6 meses		Leite materno ou de inicio	Suco	Início das verduras		Fruta		Cereais sem glúten		Leite materno ou de início

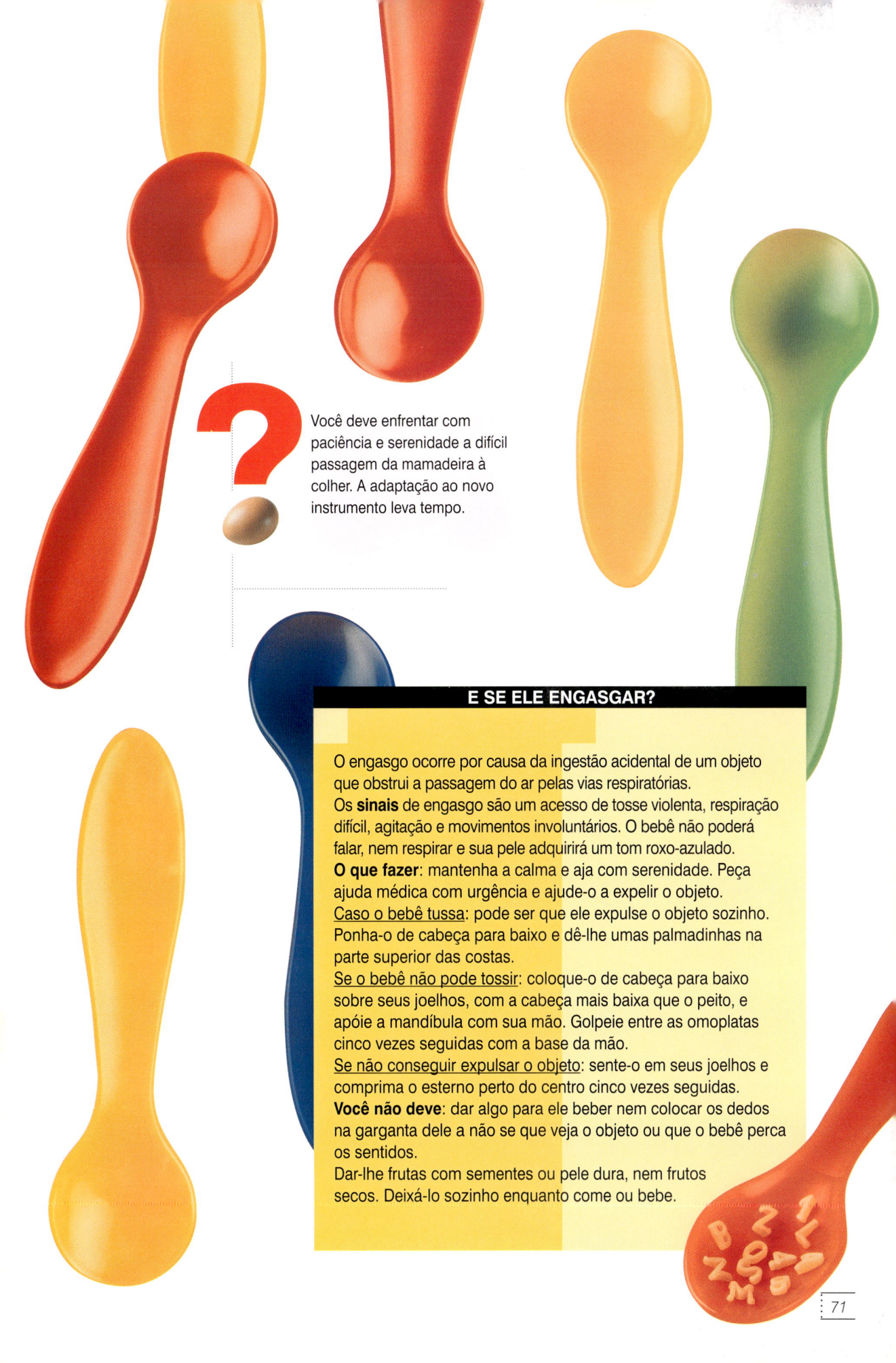

Você deve enfrentar com paciência e serenidade a difícil passagem da mamadeira à colher. A adaptação ao novo instrumento leva tempo.

E SE ELE ENGASGAR?

O engasgo ocorre por causa da ingestão acidental de um objeto que obstrui a passagem do ar pelas vias respiratórias.

Os **sinais** de engasgo são um acesso de tosse violenta, respiração difícil, agitação e movimentos involuntários. O bebê não poderá falar, nem respirar e sua pele adquirirá um tom roxo-azulado.

O que fazer: mantenha a calma e aja com serenidade. Peça ajuda médica com urgência e ajude-o a expelir o objeto.

Caso o bebê tussa: pode ser que ele expulse o objeto sozinho. Ponha-o de cabeça para baixo e dê-lhe umas palmadinhas na parte superior das costas.

Se o bebê não pode tossir: coloque-o de cabeça para baixo sobre seus joelhos, com a cabeça mais baixa que o peito, e apóie a mandíbula com sua mão. Golpeie entre as omoplatas cinco vezes seguidas com a base da mão.

Se não conseguir expulsar o objeto: sente-o em seus joelhos e comprima o esterno perto do centro cinco vezes seguidas.

Você não deve: dar algo para ele beber nem colocar os dedos na garganta dele a não se que veja o objeto ou que o bebê perca os sentidos.

Dar-lhe frutas com sementes ou pele dura, nem frutos secos. Deixá-lo sozinho enquanto come ou bebe.

DE 7 A 9 MESES: QUANDO COMER É UM GRANDE JOGO

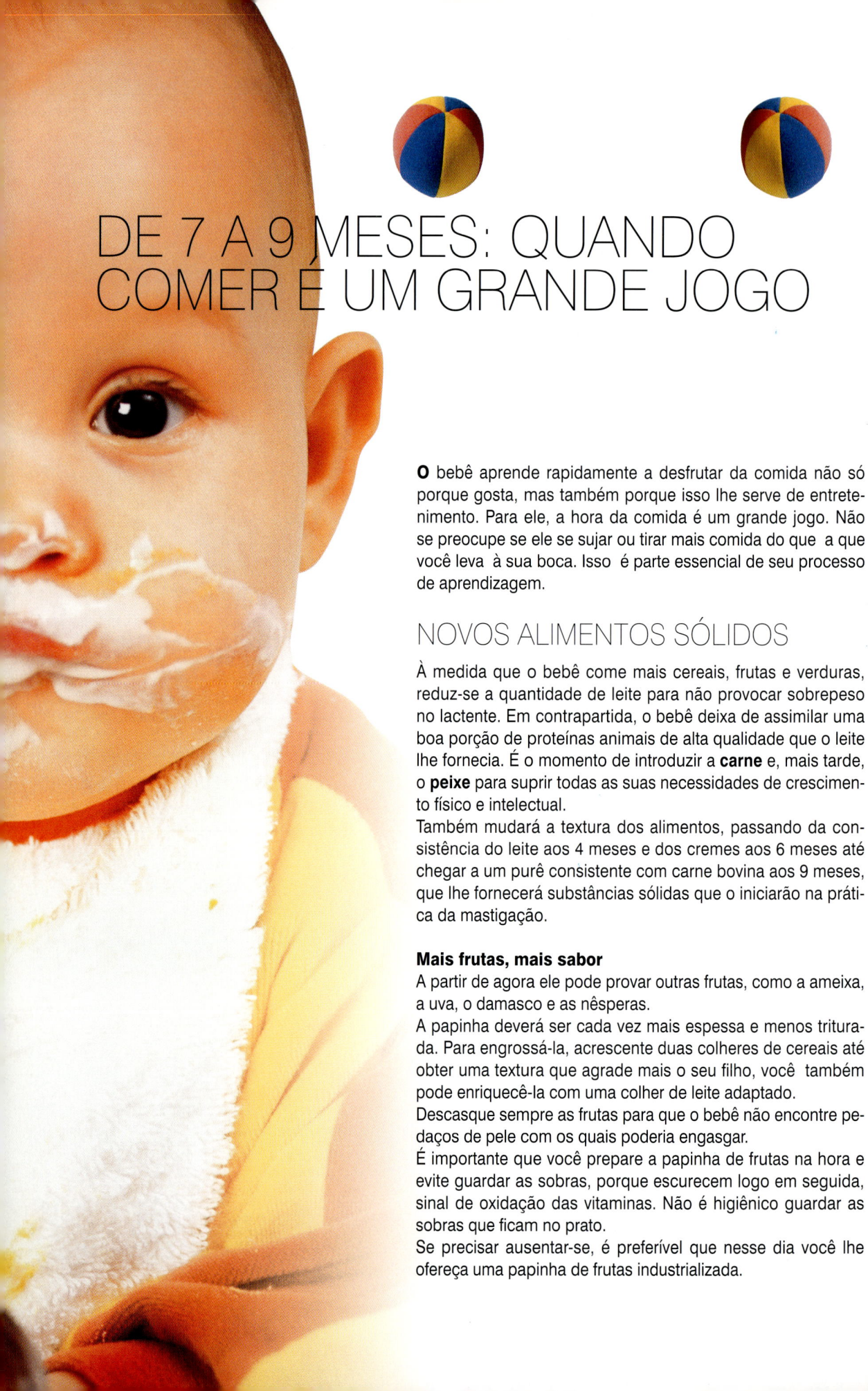

O bebê aprende rapidamente a desfrutar da comida não só porque gosta, mas também porque isso lhe serve de entretenimento. Para ele, a hora da comida é um grande jogo. Não se preocupe se ele se sujar ou tirar mais comida do que a que você leva à sua boca. Isso é parte essencial de seu processo de aprendizagem.

NOVOS ALIMENTOS SÓLIDOS

À medida que o bebê come mais cereais, frutas e verduras, reduz-se a quantidade de leite para não provocar sobrepeso no lactente. Em contrapartida, o bebê deixa de assimilar uma boa porção de proteínas animais de alta qualidade que o leite lhe fornecia. É o momento de introduzir a **carne** e, mais tarde, o **peixe** para suprir todas as suas necessidades de crescimento físico e intelectual.

Também mudará a textura dos alimentos, passando da consistência do leite aos 4 meses e dos cremes aos 6 meses até chegar a um purê consistente com carne bovina aos 9 meses, que lhe fornecerá substâncias sólidas que o iniciarão na prática da mastigação.

Mais frutas, mais sabor

A partir de agora ele pode provar outras frutas, como a ameixa, a uva, o damasco e as nêsperas.

A papinha deverá ser cada vez mais espessa e menos triturada. Para engrossá-la, acrescente duas colheres de cereais até obter uma textura que agrade mais o seu filho, você também pode enriquecê-la com uma colher de leite adaptado.

Descasque sempre as frutas para que o bebê não encontre pedaços de pele com os quais poderia engasgar.

É importante que você prepare a papinha de frutas na hora e evite guardar as sobras, porque escurecem logo em seguida, sinal de oxidação das vitaminas. Não é higiênico guardar as sobras que ficam no prato.

Se precisar ausentar-se, é preferível que nesse dia você lhe ofereça uma papinha de frutas industrializada.

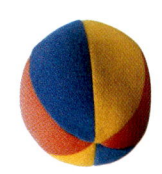

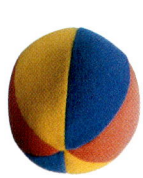

Agora, com glúten

Embora as últimas tendências recomendem esperar até os 9 meses, depois dos 6 meses você pode começar a introduzir os cereais com glúten, como o trigo, a cevada, a aveia e o centeio.

A partir deste momento a alimentação do bebê se amplia com petiscos, como pedaços de pão, bolachas e alguma sopa. Tais alimentos proporcionarão a ele novas experiências táteis e gustativas, e o iniciarão no processo da mastigação. Nesta etapa é fundamental que o bebê comece a mastigar, mesmo que no início seja muito enfadonho. Dar a um bebê maiorzinho a papinha na mamadeira pode ser muito cômodo, mas nada adequado, já que poderá prejudicar seu desenvolvimento psicomotor e ele pode adquirir maus hábitos.

Verde que te quero verde

É o momento de introduzir maior variedade na dieta para não cair na monotonia. Às vezes, um bebê que gosta da papinha e de repente a recusa, pode estar cansado de comer sempre a mesma coisa. Pense que seu filho deve se acostumar a novos sabores e quanto mais variada, mais equilibrada será a sua alimentação.

Você pode fazer os purês de verdura mais variados, se junto com a batata, além de cenoura e vagem, você acrescentar outras hortaliças e ir alterando no decorrer das semanas.

Já podem fazer parte da dieta do bebê: a cebola, o alho-porró, o pepino, a abóbora e as acelgas. Aproveite as variedades da estação.

Quando o purê de verduras já faz parte de seu cardápio diário, para que não se torne tão cansativo preparar papinhas todos os dias, você pode elaborar uma base de verduras semanal na panela de pressão. Esfrie rapidamente esse caldo vegetal e triture as verduras com a água do cozimento, de modo que fique espesso, mas homogêneo; se desejar pode substituir o liqüidificador pela peneira, para o bebê ir se acostumando a mastigar.

Certifique-se de que não fiquem fibras para não lhe causar náuseas. Distribua-o em recipientes com capacidade para uma refeição e congele-os. Toda noite, retire a refeição do dia seguinte para que descongele, aqueça-a no microondas ou em banho-maria no momento de dá-la ao bebê.

Não se esqueça de verificar a **temperatura da papinha**, para que o bebê não se queime.

Acrescente uma gotinha de azeite de oliva virgem que lhe dará mais sabor e tornará o prato mais completo e equilibrado. Você pode alternar alguns dias com óleo de girassol ou de milho, devido ao seu conteúdo de ácidos graxos essenciais.

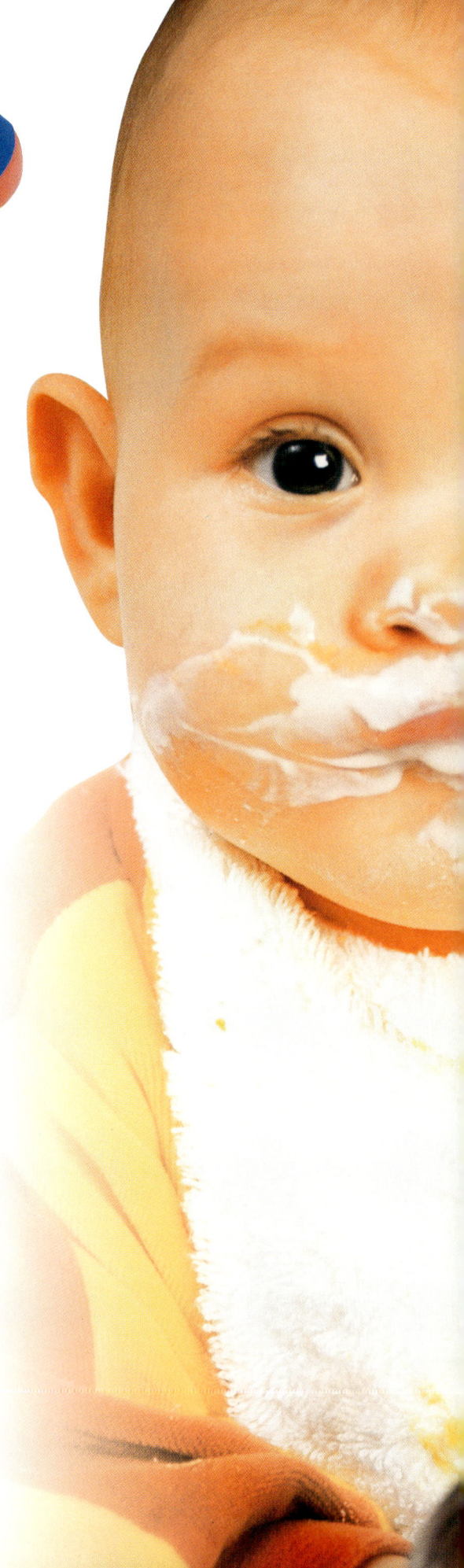

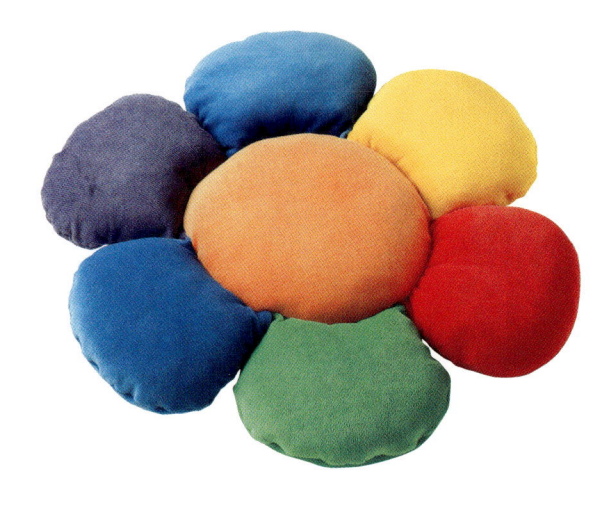

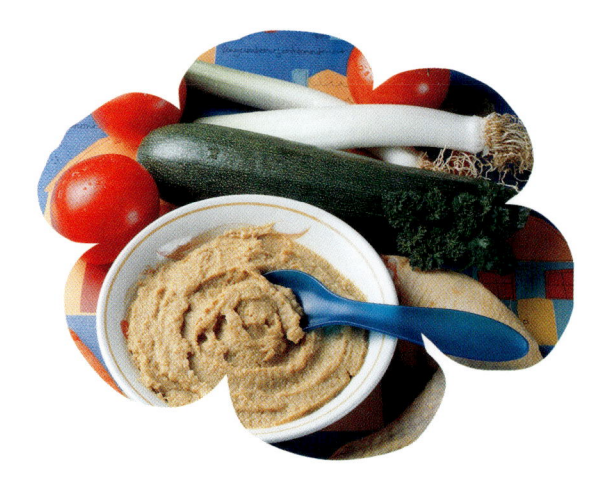

A rica proteína

As carnes

Nesta etapa pode-se iniciar a introdução da carne. Recomenda-se começar com o frango e o peru, porque produzem menos reações alérgicas e são mais fáceis de triturar. Caso seu filho tolere bem, depois de duas semanas você poderá alternar com a carne de vaca.

Comece a acrescentá-la aos purês de forma gradual e em pequena quantidade, de 10 a 15 g por dia, e aumente progressivamente a quantidade até chegar a 25 ou 30 g diárias com um ano de idade.

Escolha cortes tenros e magros de carne de vaca e retire a gordura visível. Do frango, a coxa e a sobrecoxa são as partes mais macias. Não se esqueça de eliminar a pele antes de cozinhá-lo.

No início, cozinhe a carne com a verdura ou faça-a na grelha e depois triture-a com o purê.

Os miúdos como o fígado, embora tenham um alto conteúdo de ferro, não devem ser dados ao bebê, porque estes retêm restos tóxicos e hormonais. Os miolos não são aconselháveis por seu alto teor de colesterol. Além disso, seu valor nutritivo é muito menor do que o da carne.

O peixe

Entre os 8 e 9 meses pode-se incorporar o peixe à alimentação do bebê, de uma a duas vezes por semana. Caso sua família tenha antecedentes de alergia, espere o bebê completar um ano, já que se trata de um dos alimentos mais alergênicos. O teor de nutrientes do peixe é semelhante ao da carne, mas fornece **ácidos graxos essenciais ômega-3** que reduzem o colesterol sangüíneo e previnem as enfermidades coronarianas.

Ao comprar o peixe, você precisa estar atento a uma série de características que irão indicar o seu frescor: o odor deve ser agradável, cheirar a sal e a mar.

O corpo tem de se manter rígido, firme e brilhante e os olhos, claros, vivos e convexos. A pele deve ter as escamas bem aderidas e as brânquias, uma coloração vermelha. A carne tem de manter-se firme à pressão do dedo e não ficar marcada quando este é retirado.

O peixe fresco não deve ficar mais do que duas horas sem refrigeração, nem mais que dois dias na geladeira.

Comece pelo peixe branco, como a merluza, o filé de pescada, o linguado, fresco ou congelado, em quantidades de 30 a 40 g ao dia. Retire a pele e as espinhas, ferva-o e triture-o com as verduras da hora do almoço. Quando seu filho tolerar bem o peixe, você pode dá-lo no jantar, amassado com uma batata cozida ou na sopa.

Não lhe dê peixes gordurosos, nem conservas de peixe até os 2 anos.

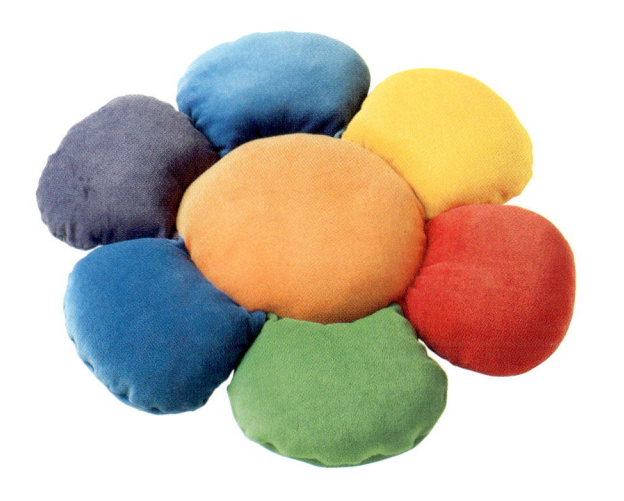

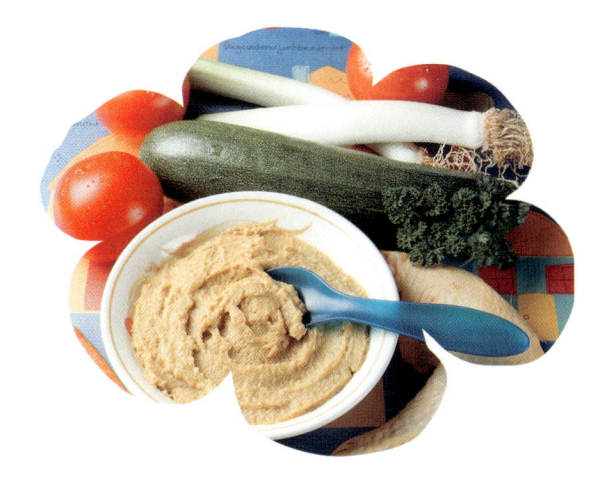

A PRIMEIRA SOPA

Em torno dos 8 meses seu filho já poderá começar a tomar algum pratinho de sopa com pequenas massas, como a tapioca ou a sêmola. Prepare um caldo vegetal com frango ou carne, mas sem gordura e sem sal. Esse caldo é saboroso e digestivo, mas de pouco valor nutritivo. Coe-o e prepare uma sopa espessa e bem cozida, que pode substituir a papinha de cereais do jantar. Caso ainda não tenha introduzido a carne ou o peixe, ofereça-lhe depois uma mamadeira ou um copo de leite para completar a refeição.

O LEITE AINDA É IMPORTANTE

Lembre-se de que seu filho deve continuar tomando **meio litro** de leite por dia.
Você pode continuar dando-lhe o peito caso assim o queira ou mudar o leite de início pelo de continuação, que é uma transição para ir adaptando o sistema digestório do bebê ao leite de vaca. Isso não significa que tenha que continuar preparando mamadeiras de leite; leve em conta que a papinha de cereais se faz com uma base de leite e também pode-se acrescentar à da fruta. Caso seu filho acorde durante a noite com fome, você pode continuar dando-lhe uma mamadeira de leite.

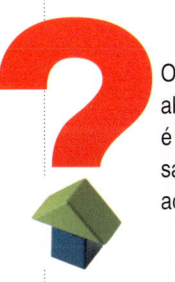

> **?** O principal objetivo da alimentação complementar é acostumar o bebê a novos sabores e texturas para que ele ao crescer coma de tudo.

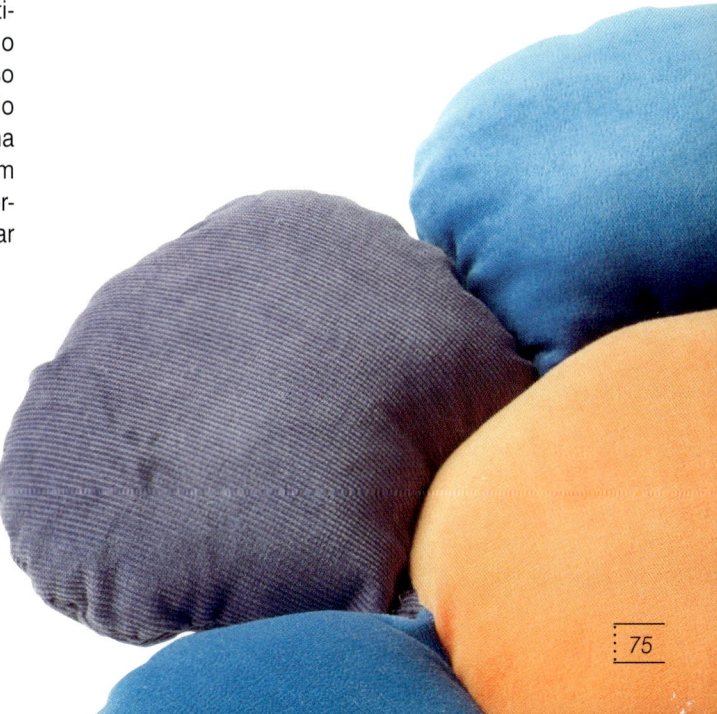

O QUE ELE PODE BEBER

A partir desta etapa você deverá cuidar para que ele beba durante o dia.

Caso seu filho chore sem motivo aparente, pode ser que ele tenha sede. A **água** é a bebida ideal. Você deve começar dando-lhe água mineral com baixa concentração de minerais para passar mais tarde à água filtrada. Você também pode oferecer ao bebê **sucos naturais** de laranja, banana, maçã, pêra, ameixa, melão e melancia.

Não dê ao seu bebê bebidas açucaradas como sucos industrializados, refrescos com ou sem gás, achocolatados, vitaminas ou leite de vaca.

Aprender a beber no copo

O bebê pode começar a beber no copo a partir dos 6 meses. Faz parte do processo de desmame e da substituição progressiva das mamadeiras. A refeição do meio-dia é a mais indicada para começar com esse processo de aprendizagem porque o bebê não estranhará tanto o novo utensílio, pois esta não é a hora de tomar mamadeira. No mercado existem muitos modelos de copos, mas os mais fáceis para aprender são os que têm canudo, porque são um passo intermediário entre a mamadeira e o copo. Mais adiante, serão muito práticas as xícaras com duas asas, também com canudo.

Quando começar a beber no copo, não se esqueça de protegê-lo com um babador impermeável.

Se seu filho chora sem motivo, talvez ele esteja com sede. A água é a bebida ideal.

COMER COM AS MÃOS

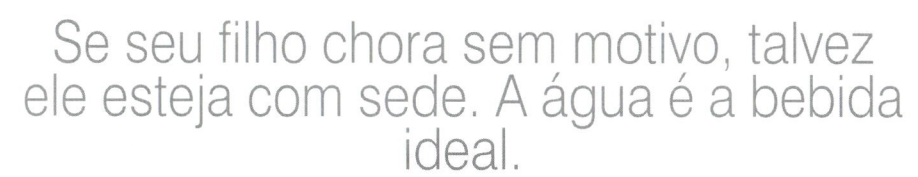

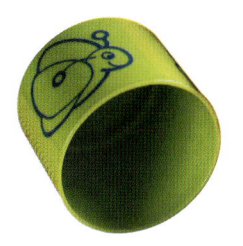

É natural que o bebê tenha a tendência de pegar a comida com as mãos. Não se aborreça e tome as precauções necessárias para superar o caos. Enquanto lhe dá a comida, pode oferecer-lhe outros alimentos para que ele se distraia e não coloque as mãos no purê mais do que o necessário. O pão em cubinhos ou torradas são ideais para comer com as mãos, mas pode oferecer-lhe pedaços grandes de qualquer fruta que ele possa sugurar bem, tiras grossas de cenouras, bolachas etc.

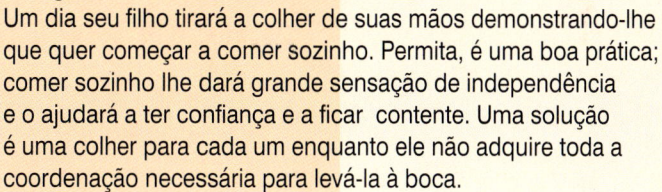

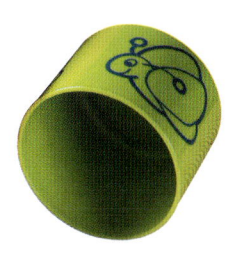

Um dia seu filho tirará a colher de suas mãos demonstrando-lhe que quer começar a comer sozinho. Permita, é uma boa prática; comer sozinho lhe dará grande sensação de independência e o ajudará a ter confiança e a ficar contente. Uma solução é uma colher para cada um enquanto ele não adquire toda a coordenação necessária para levá-la à boca.

HORÁRIO DAS REFEIÇÕES

Horas	6	8	10	12	14	16	18	20	22	24
7 meses		Cereais com ou sem glúten		Verdura com frango		Fruta		Cereais com ou sem glúten		Leite caso ele peça
8 meses		Cereais com ou sem glúten		Verdura com frango ou carne de vaca		Fruta		Cereais ou sopa de semolina ou tapióca		Leite caso ele peça
9 meses		Cereis com glúten		Verdura com frango ou peixe		Fruta		Cereais com glúten ou sopa com frango ou peixe		Leite caso ele peça

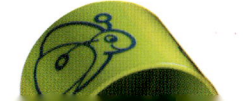

DOS 10 AOS 12 MESES: CRIANDO HÁBITOS

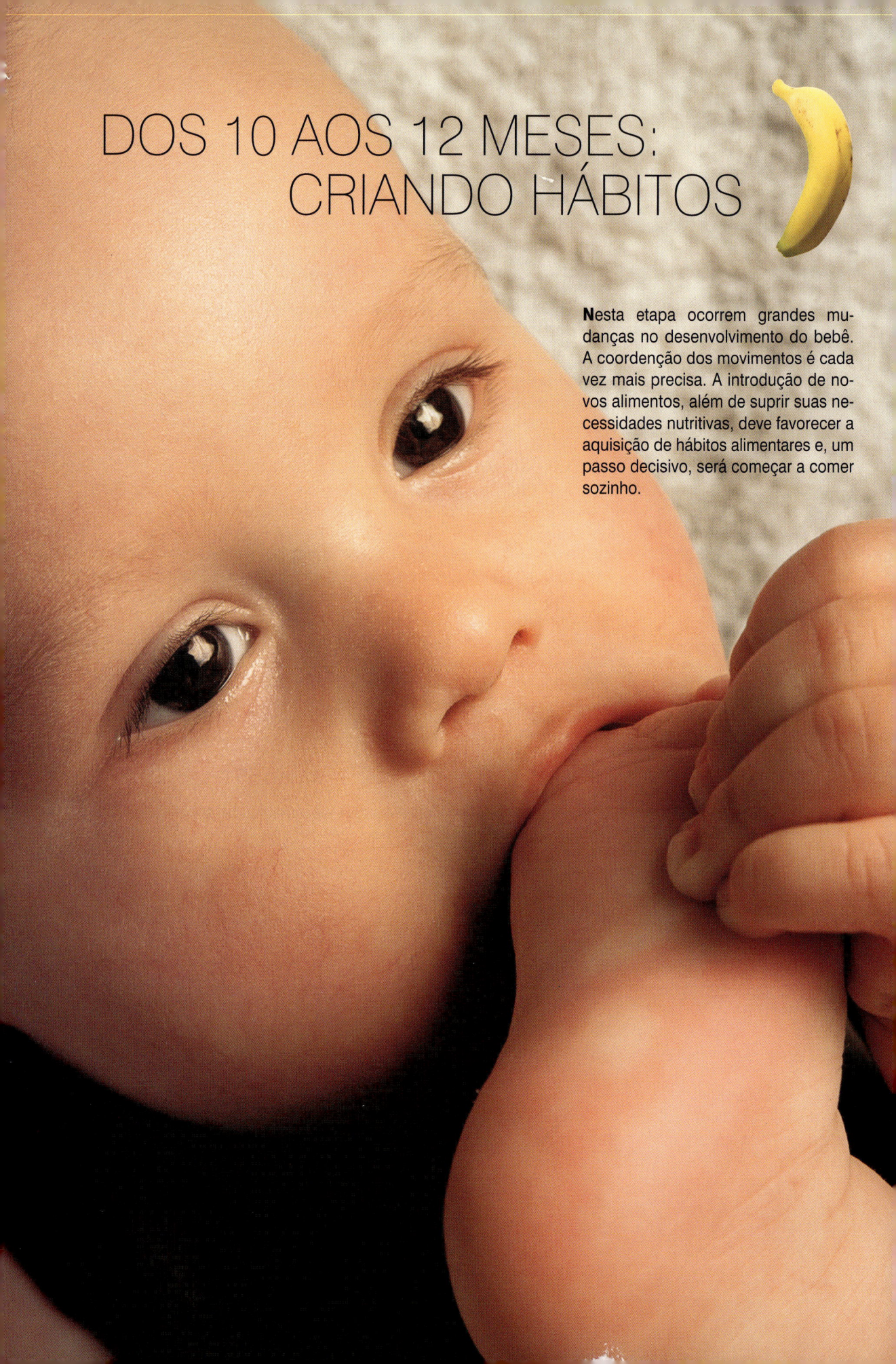

Nesta etapa ocorrem grandes mudanças no desenvolvimento do bebê. A coordenção dos movimentos é cada vez mais precisa. A introdução de novos alimentos, além de suprir suas necessidades nutritivas, deve favorecer a aquisição de hábitos alimentares e, um passo decisivo, será começar a comer sozinho.

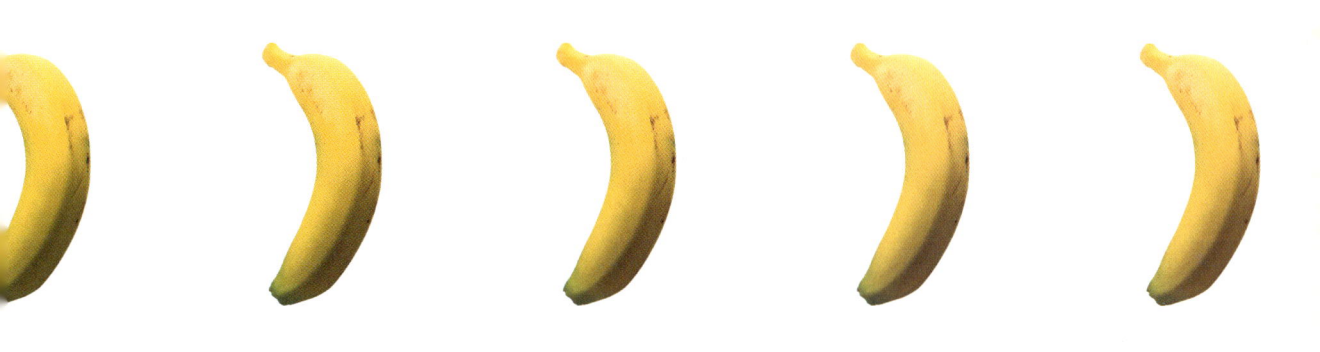

COMER QUASE DE TUDO

A incorporação de mais sabores faz parte do aprendizado alimentar. É uma etapa de grandes descobertas e experiências. Se sua alimentação for variada, será mais fácil que seu filho tenha curiosidade em provar novos alimentos e desfrute da refeição.

Leite e outros lácteos
Lembre-se de que ele ainda precisa de meio litro de leite diariamente, que pode ser materno ou de continuação. Em torno dos 10 meses, pode começar a tomar iogurte. Escolha um iogurte natural e sem açúcar. Se a acidez não agradar o bebê, você poderá misturá-lo com uma bolacha picada ou acrescentar um pouquinho de açúcar.
Aos 11 meses, você também pode lhe oferecer queijo fresco tipo "petit".

Cereais, pão, sopa e macarrões
À medida que seu filho cresça, você pode ampliar sua alimentação com novas papinhas de cereais, mais completas e mais saborosas. Varie a sopa de sêmola ou tapioca com macarrões cabelo-de-anjo, estrelinhas e letrinhas.
Quando ele tiver um ano, você pode começar com a massa italiana, os macarrões os encantam. Primeiro, tempere-os com um pouco de azeite ou manteiga, mais adiante você poderá colocar um pouco de molho de tomate natural e queijo ralado. Você pode preparar um molho bechamel com leite adaptado, e um pouco de azeite, farinha e fazer croquetes e canelones para seu bebê. Estes alimentos o farão se sentir mais velho.

Frutas para mastigar
Nesta fase você pode acrescentar novas variedades, a melancia, o melão, o kiwi ou o pêssego com precaução. Continue evitando as frutas vermelhas como as amoras ou os morangos, e as mais exóticas. Já pode cortar pedaços de maçã, pêra, melão, melancia, ou banana, para que os pegue com a mão e comece a mastigar.

Verduras, hortaliças e legumes
As verduras e as hortaliças devem ser dadas apenas cozidas. As batatas, cenouras e vagens macias e bem firmes podem ser cortadas em pedaços pequenos, para assim se passar dos purês de cores homogêneas e monótonas a pratos com muito colorido, que se tornam mais atraentes para o bebê.
As crianças pequenas têm dificuldade de digerir legumes porque são muito ricos em fibra. Em torno dos 11 meses você pode tentar os refogados ou cozidos, que são melhor tolerados. Uma colher no purê de verduras é o suficiente. O restante dos legumes é melhor esquecê-los até os 2 anos.
Com um ano, o bebê poderá começar a comer espinafre, mas não na forma de salada. A verdura crua é mais difícil de mastigar, digerir e é mais flatulenta.

Carne e peixe
Aos 10 ou 11 meses seu bebê já poderá comer carne magra de boi ou de porco. Até o final dos 12 meses pode começar a provar o cordeiro, retirando-se sempre a gordura visível, já que não é muito saudável. Para tornar a dieta mais variada, outra opção é a carne de avestruz, rica em ferro e com baixo teor de gorduras e colesterol. A porção de carne não deve ser superior a 40 ou 50 g ao dia. Também pode-se substituir, um dia da semana, a carne pela mesma quantidade de presunto magro, sempre de boa qualidade e sem aditivos. Não dê presunto defumado até um ano de idade.
Quanto ao peixe, você deve continuar dando peixe branco, podendo introduzir um peixe, de textura mais fibrosa que a merluza, o linguado ou o filé de pescada. A porção deve ser um pouco mais generosa do que a da carne, de 50 a 60 g, porque o peixe é digerido com mais facilidade.

Ovo, a grande novidade
Os 10 meses são uma boa idade para começar a oferecer ovos. No início você só poderá dar-lhe a gema, porque a clara é um alimento muito alergênico, portanto, deve-se introduzi-la mais tarde e com atenção. Cozinhe um ovo e quando a gema estiver dura corte-a em quatro pedaços e dê-lhe uma quarta parte bem amassada e misturada com a sopa, as verduras ou os cereais. Caso não observe nenhuma reação adversa, após alguns dias aumente progressivamente a quantidade para um terço, depois a metade até chegar à gema inteira. Não lhe dê mais do que duas gemas de ovo por semana.

Com um ano já se pode dar um ovo inteiro cozido ou tipo omelete. Não é recomendável o ovo cru devido ao seu conteúdo em avidina – uma substância que impede a absorção da biotina (vitamina B8), cuja deficiência pode produzir anemia.

A sobremesa
O iogurte e o queijo fresco são uma boa opção de sobremesa para o almoço, mas também pode ser um pedaço de fruta ou cerca de 50 ml de suco de laranja.

Petiscos nutritivos
Beliscar nos intervalos nem sempre é ruim, se não prejudicar o apetite das crianças nas refeições principais. Proporcionar-lhe petiscos saudáveis e nutritivos nos intervalos, contribui para manter seu nível de açúcar no sangue e evita situações de irritabilidade. Sempre que sair à rua com seu filhos, leve algum lanche e água. Isso não significa que ele deva comer o que quiser e quando quiser, mas que você, de forma regular, irá acrescentar às quatro refeições principais, um pedaço de pão, um par de bolachas de maisena, um suco ou um pedaço de fruta. Estes alimentos servem para **completar a dieta dele**.

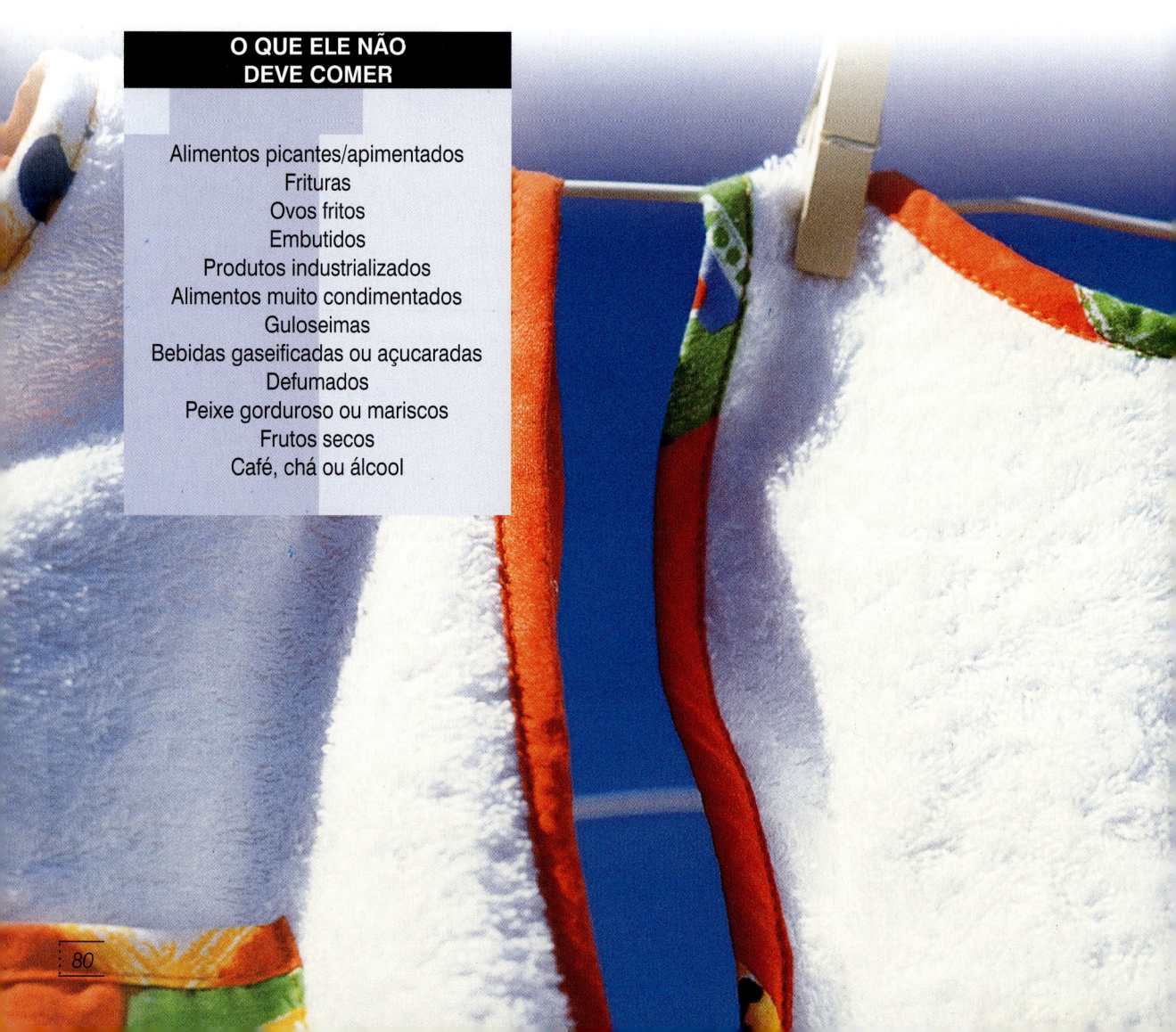

O QUE ELE NÃO DEVE COMER

Alimentos picantes/apimentados
Frituras
Ovos fritos
Embutidos
Produtos industrializados
Alimentos muito condimentados
Guloseimas
Bebidas gaseificadas ou açucaradas
Defumados
Peixe gorduroso ou mariscos
Frutos secos
Café, chá ou álcool

SENTAR-SE À MESA

A partir de um ano seu filho estará preparado para comer quase todos os alimentos do cardápio familiar sentar-se à mesa para manter uma boa comunicação durante a refeição. Caso deseje que seu filho coma de tudo, pratique com o exemplo e não faça comentários depreciativos sobre nenhum alimento.

PREPARAR A REFEIÇÃO

A forma de preparar a refeição é importante não só para a conservação do valor nutritivo dos alimentos, mas também para **despertar os sentidos** do bebê. Trabalhe com as cores tanto da comida quanto do prato do bebê, pense que os contrastes e as formas divertidas atraem seu filho. Você pode fazer cara de palhaço com um purê de batatas, pedacinhos de cenoura cozida e vagens, ou uma flor com rodelas de banana, isso agradará ao seu filho que comerá mais e melhor.

É hora de mastigar

Uma das funções que se consolida nesta etapa é a da mastigação. Comece a dar-lhe a papinha de frutas e as verduras amassadas com um garfo. Também poderá fazer a carne e o peixe na grelha e em vez de triturá-lo, corte-o em pequenos pedaços que poderão ser aumentados de tamanho progressivamente. Espere que ele aceite bem um tamanho antes de passar para outro maior. Outra alternativa é picar a carne ou o peixe e preparar hambúrgueres, almôndegas, croquetes e canelones como uma etapa prévia aos pedaços maiores.

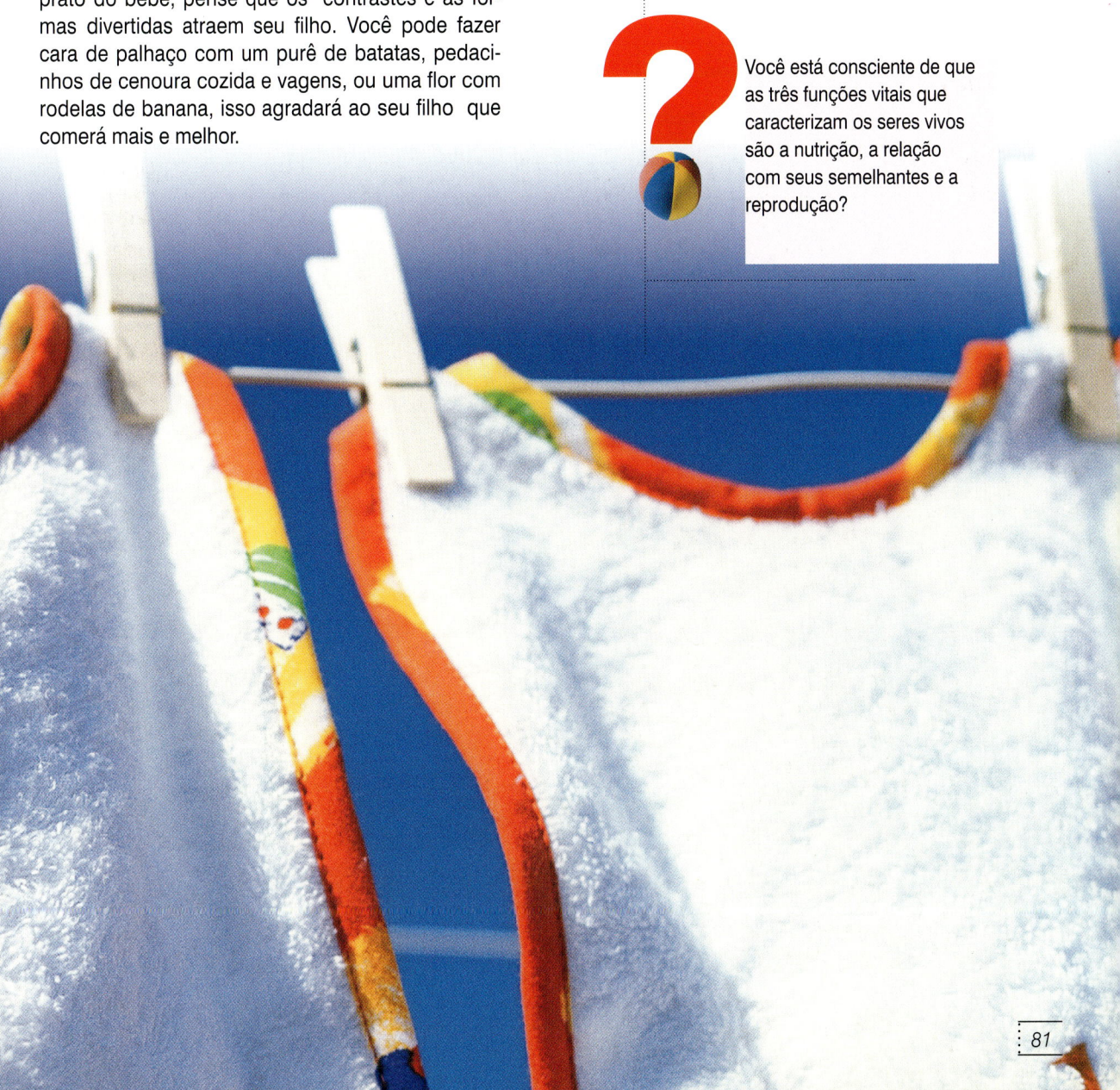

> **?** Você está consciente de que as três funções vitais que caracterizam os seres vivos são a nutrição, a relação com seus semelhantes e a reprodução?

HORÁRIO DAS REFEIÇÕES

Horas	6	8	10	12	14	16	18	20	22	24
10 meses		Papinha de cereais	Petiscos	Verdura com frango, carne de vaca ou de porco		Fruta ou iogurte com bolachas	Petiscos	Sopa de macarrão ou purê de batata com gema de ovo ou peixe		Leite, caso ele peça
11 meses		Papinha de cereais	Petiscos	Verdura com frango, carne de vaca ou de porco. Sobremesa		Fruta ou iogurte com bolachas	Petiscos	Sopa de macarrão ou purê de batata com gema de ovo ou peixe		Leite, caso ele peça
12 meses		Papinha de cereais	Petiscos	Verdura ou massa com frango, ou carne de vaca, porco ou cordeiro. Sobremesa		Fruta ou iogurte com bolachas	Petiscos	Sopa de macarrão ou purê de batata com gema de ovo ou peixe		Leite, caso ele peça

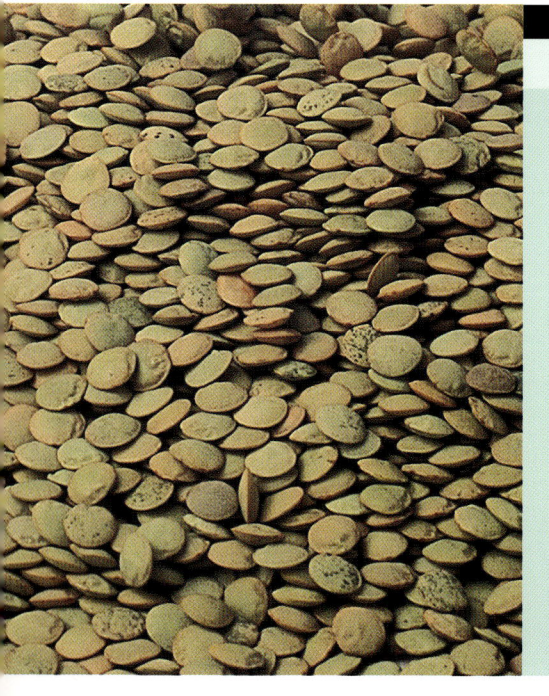

OS BEBÊS VEGETARIANOS

A alimentação vegetariana estrita requer que se renuncie a todo tipo de alimentos de origem animal, incluindo os produtos lácteos e os ovos.

A indústria dispõe de produtos especiais para a alimentação infantil elaborados a partir do leite de soja, cuja composição se assemelha à do leite materno. Seu consumo evita transtornos carenciais de aminoácidos, que só se encontram em quantidade suficiente nas proteínas animais, de cálcio, de ferro e certas vitaminas, sobretudo a B12. Caso você deseje que seu filho mantenha uma dieta vegetariana, deve assegurar-se de que ela proporcione a ele as fontes adequadas de proteínas e ferro. Lembre-se de que as proteínas serão fornecidas pelos produtos lácteos à base de soja, os legumes e os cereais. A lentilha, o grão-de-bico, a ervilha e os cereais integrais são alimentos que lhe proporcionarão uma boa quantidade de ferro. É recomendável que o leite adaptado esteja enriquecido com esse mineral.

ESQUEMA DOS ALIMENTOS (RESUMO)

	Leite e produtos lácteos	Cereais	Fruta	Verduras, hortaliças, legumes	Carnes, peixes, ovos	Bebidas
1 mês	Leite materno ou leite de início					
2-3 meses	Idem					
4 meses	Idem	Cereais sem glúten	Suco de laranja			Água
5 meses	Idem	Idem	Idem + Maçã, pêra, banana			Água
6 meses	Idem	Idem	Idem	Batata, cenoura, vagem		Água
7 meses	Leite materno ou de continuação	Cereais com ou sem glúten	Idem + Ameixa, uva, damasco e nêsperas	Idem + Cebola, alho-poró, pepino, abóbora, acelgas	Frango, Perú	Água
8 meses	Idem	Idem	Idem	Idem	Idem + Vaca	Água
9 meses	Idem	Cereais com glúten, pão, bolachas, sopa de macarrão, farinha	Idem	Idem	Idem + Merluza, linguado, filé de pescada	Água
10 meses	Idem + Iogurte	Idem	Idem + Melancia, melão	Idem	Idem + Porco e gema	Água + Sucos
11 meses	Idem + Queijo fresco	Idem	Idem + Kiwi, pêssego	Idem + Cozidos	Idem	Água + Sucos
12 meses	Idem	Idem	Todas menos as frutas roxas e as mais exóticas	Idem + Espinafre	Idem + Cordeiro e ovo inteiro	Água + Sucos

E AS PAPINHAS INDUSTRIALIZADAS? QUAIS?

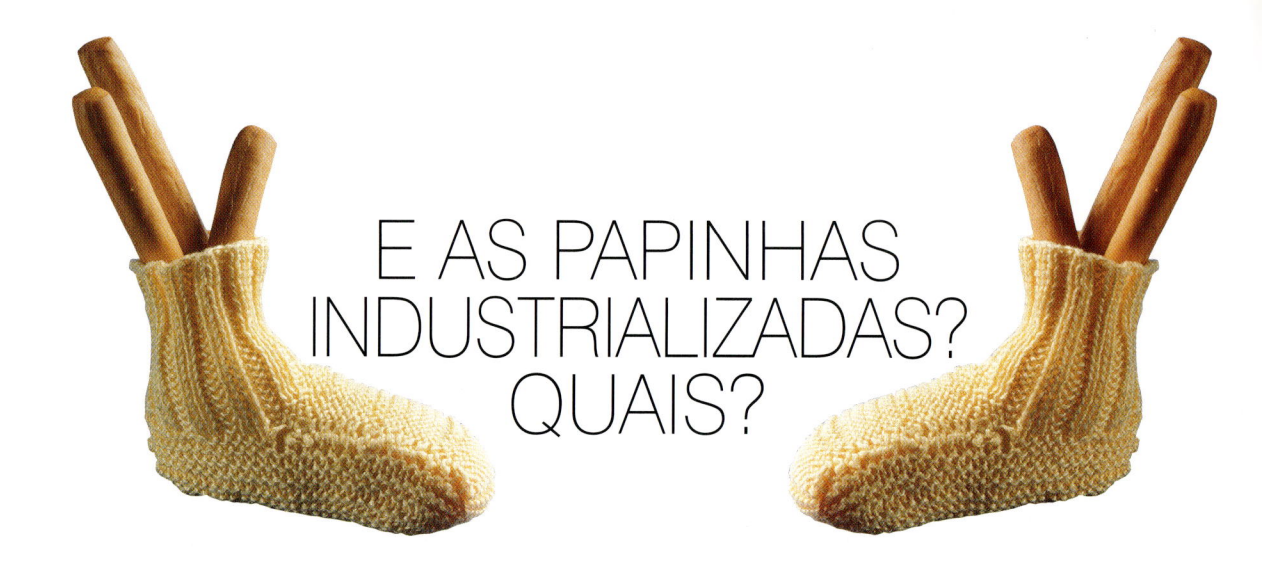

A maioria dos pais pensa que não há nada melhor para a dieta do bebê do que os alimentos preparados em casa. Porém, não há por que subestimar as papinhas industrializadas, não como única forma de alimentação do bebê, mas como solução em determinadas situações. Elas serão muito práticas sobretudo em viagens ou quando você estiver com pressa.

DÊ-AS COM TRANQÜILIDADE

Estas papinhas oferecem todas as garantias. Os padrões de segurança e qualidade são muito rigorosos e abrangem desde a seleção da matéria-prima até um exaustivo controle dos processos de fabricação. Antes da elaboração, analisam-se todos os ingredientes para comprovar que não há substâncias prejudiciais como pesticidas ou outros resíduos. Não são acrescentados conservantes, nem corantes. Tanto os ingredientes quanto o método de preparo são escolhidos pensando na saúde do bebê.

LEIA O RÓTULO COM ATENÇÃO

Antes de comprar uma papinha, não se esqueça de ler a relação de ingredientes. Eles vêm ordenados de forma decrescente, segundo a quantidade em que se encontram. Isso servirá para detectar alimentos que o bebê não tenha consumido ainda e devem ser dados com precaução. Não compre nada que contenha sal, açúcar, amido modificado ou glutamato monossódico.

Além disso, o rótulo deve indicar com clareza a data de validade, a idade a partir da qual ele pode ser consumido, se contém ou não glúten e as instruções de conservação. O rótulo nutricional é obrigatório.

As papinhas industrializadas oferecem todas as garantias e são muito práticas.

POTINHOS SEM RISCOS

Ao abrir uma papinha, deve-se ouvir um "ploc", é a prova de que está em perfeitas condições. Esse barulho de entrada de ar é a garantia da sua esterilização. Uma vez aberto não o guarde mais de 48 horas na geladeira.
Sempre que puder, coloque seu conteúdo em um prato para dá-lo ao seu bebê. É muito anti-higiênico dar de comer diretamente de uma papinha já começada e contaminada pela saliva de uma refeição anterior. Não lhe dê de comer diretamente do frasco a não ser que saiba com certeza que ele vai terminá-lo. Se ele come a papinha e não a termina, jogue fora os restos. Não acrescente açúcar, sal, nem outros temperos. As papinhas têm exatamente aquilo de que o bebê precisa.
Quando esquentar as papinhas, não deixe nunca que fervam para não destruir as vitaminas que contêm. Você pode aquecê-las em banho-maria ou no microondas, mas em ambos os casos não esqueça de retirar a tampa.

PARA TODOS OS GOSTOS

Existe uma grande variedade de alimentos pré-cozidos destinados ao bebê, desde os que são homogeneizados para facilitar sua ingestão até os que apresentam pedacinhos para que ele aprenda a mastigar:

Papinhas de frutas: em geral, são combinações de frutas para que o bebê se acostume a novos sabores. Há papinhas de frutas para dietas adstringentes à base de maçã e banana.

Papinhas de verdura: uma ou várias verduras para que o bebê se familiarize com o seu sabor.

*Caso seu filho tenha diarréia,
você pode dar-lhe papinhas adstringentes.*

Papinhas de carne: são cardápios completos, compostos de verdura e carne, geralmente carne de vaca e de frango. A variedade adstringente é a de frango com arroz.

Papinha de peixe: são cardápios completos à base de verduras e peixe. São preparados com peixe branco porque é o mais adequado para o sistema digestório do bebê. A variedade adstringente é a de peixe com arroz.

Papinhas com pedaços: são cardápios completos em que alguns de seus ingredientes não foram triturados, geralmente, os pedacinhos de batata ou de cenoura.
A idéia é que o bebê, ao encontrar os pedacinhos, comece a exercitar a mastigação.

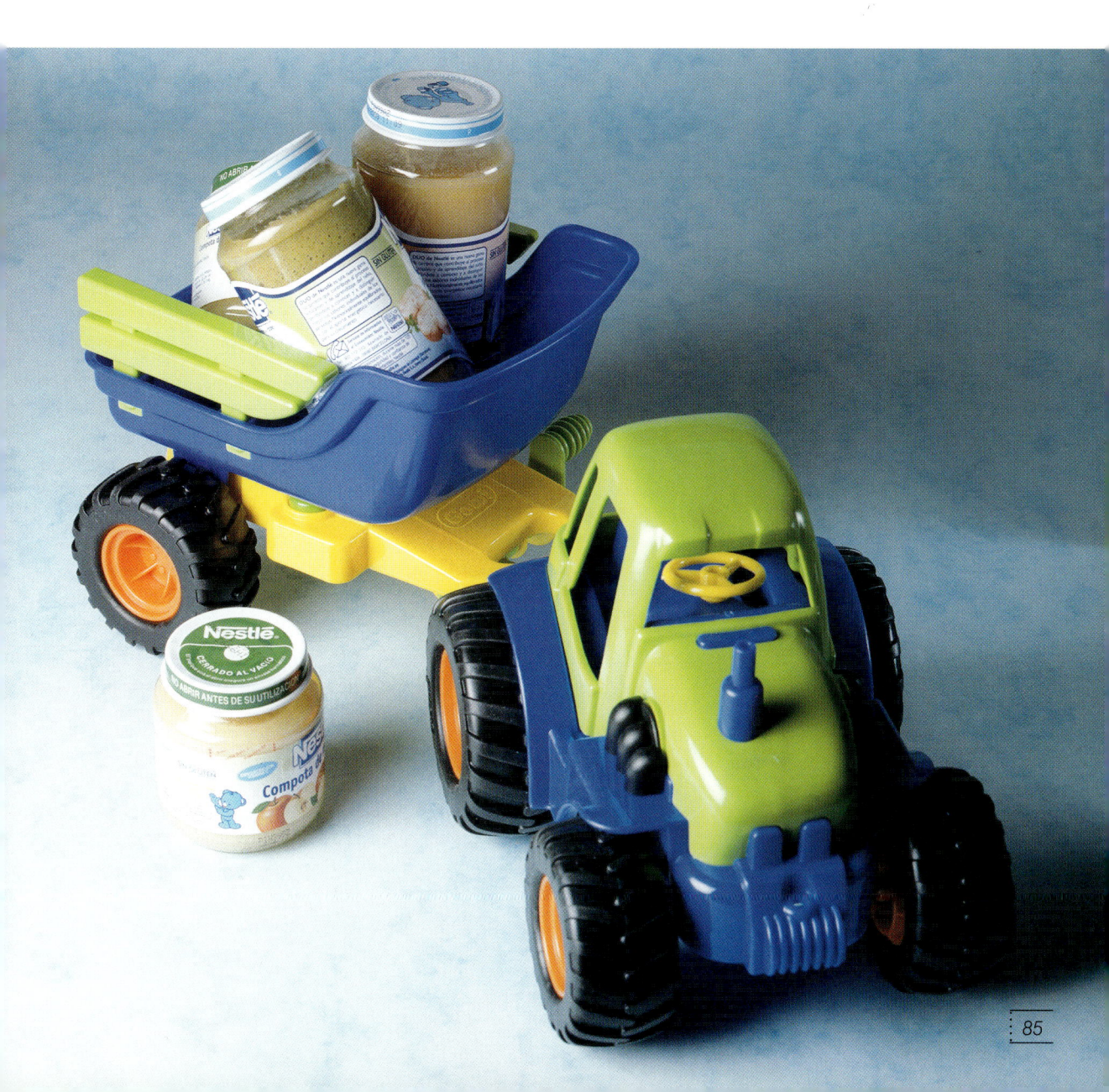

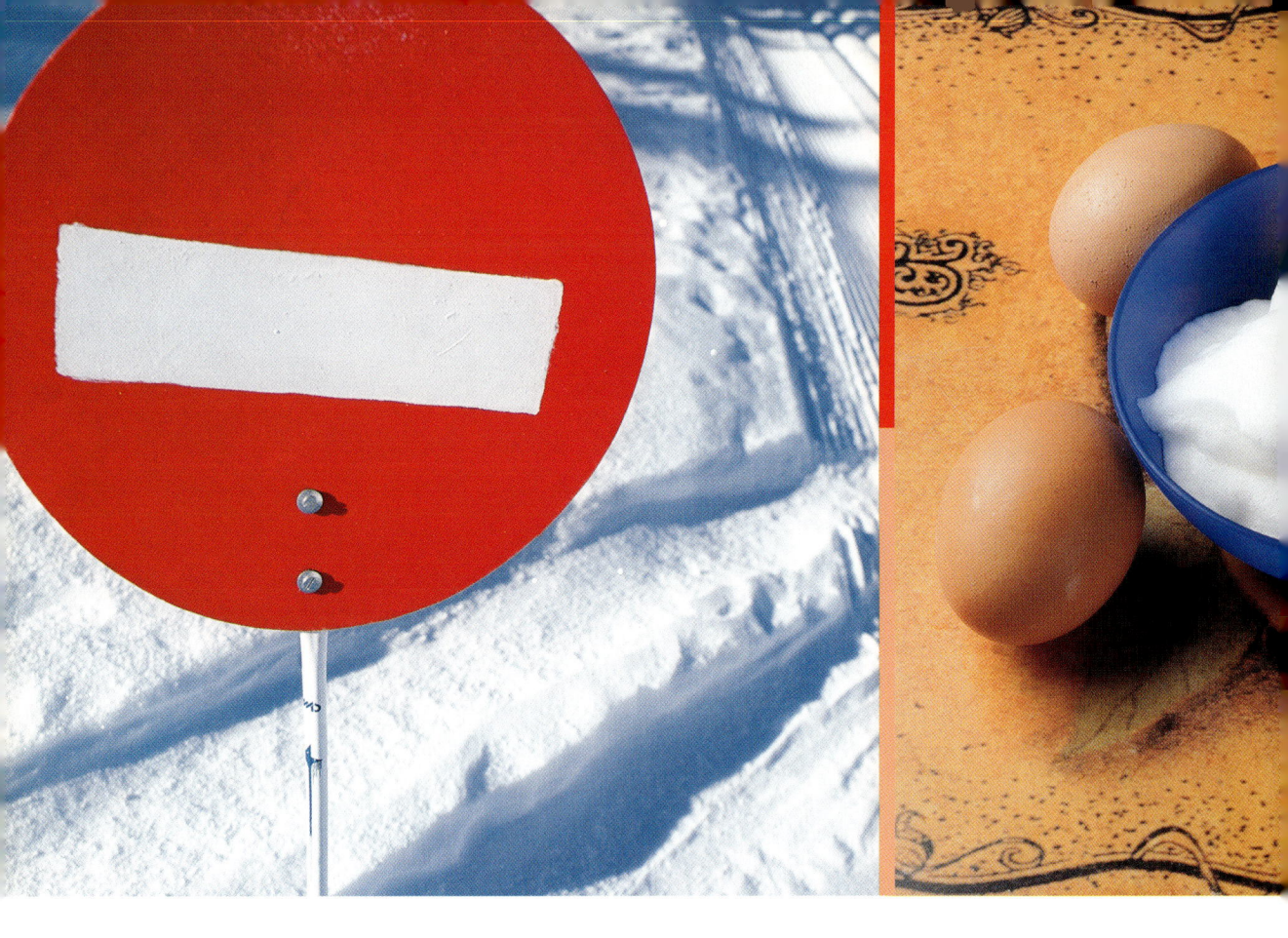

OS PROBLEMAS ALIMENTARES

Como pais, os problemas alimentares que podem afetar seu bebê lhes preocupam. Alguns causam apenas um pequeno mal-estar, sanável em pouco tempo com uma pequena mudança na dieta. Outros, mais graves, implicam uma alteração no planejamento da dieta por toda a vida. Conheça os mais comuns, todos têm solução.

A DIARRÉIA

O lactente tem evacuações moles e freqüentes que não devem lhe preocupar se ele se desenvolve normalmente e está aumentando de peso. Mas se seu bebê começar a ter uma diarréia súbita, acompanhada de vômitos e febre, isso pode ser decorrência de uma infecção. As diarréias são muito perigosas em lactentes e em crianças pequenas, porque **podem desidratá-los** com muita facilidade. Diante de evacuações aquosas, consulte imediatamente seu pediatra.

Dê a seu filho muita água, substitua a alimentação láctea por papinhas de arroz e a fruta por banana amassada e compota de maçã com algumas gotinhas de suco de limão. A água de arroz ou de cenoura é um bom remédio.

Uma diarréia leve que persista por semanas ou meses e curso com febre pode ser conseqüência de problemas de má absorção ou alergias, como a doença celíaca, a intolerância à lactose, a fibrose cística ou a alergia às proteínas do leite.

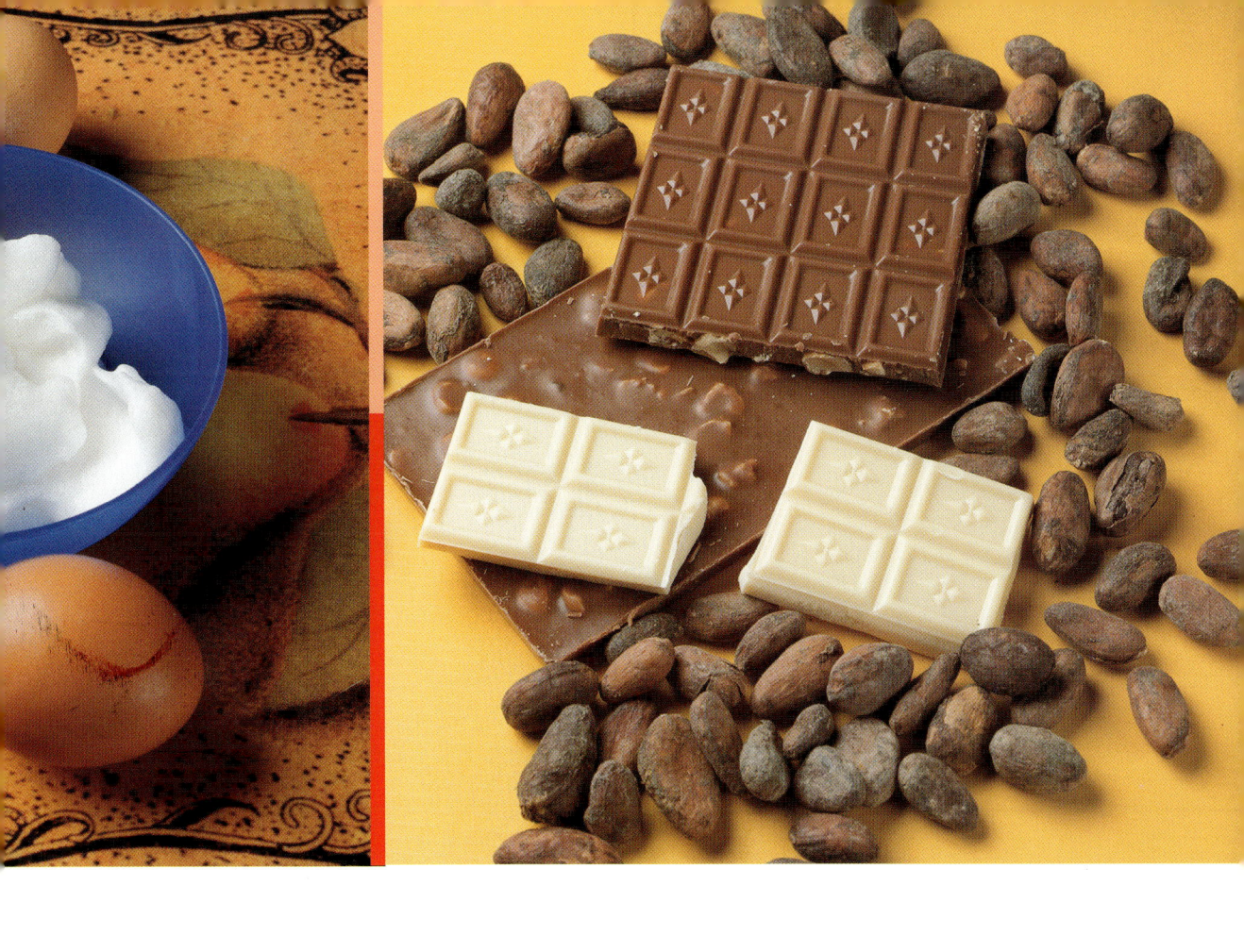

A PRISÃO DE VENTRE

Os bebês amamentados no peito não sofrem de prisão de ventre, mas uma vez iniciada a alimentação mista ou se o bebê é alimentado com leite adaptado, pode ser que ele tenha prisão de ventre. O bebê sente dor ao evacuar fezes duras e se contém para evitá-la, o que conduz a um círculo vicioso, já que assim as fezes ficam cada vez mais endurecidas. **Evite os alimentos adstringentes**, como a maçã, a banana e a cenoura e faça-o beber bastante água. As ameixas, o suco de laranja e as papinhas de aveia são uma boa solução.
Se a prisão de ventre persistir, consulte seu pediatra.

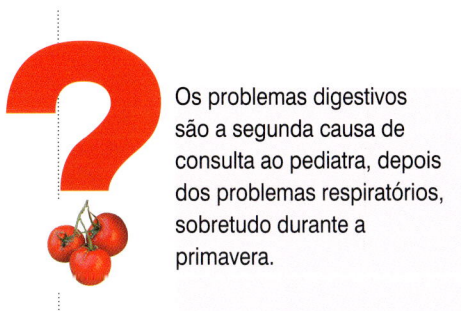

Os problemas digestivos são a segunda causa de consulta ao pediatra, depois dos problemas respiratórios, sobretudo durante a primavera.

A REGURGITAÇÃO

Os lactentes podem regurgitar pequenas quantidades de leite. O motivo mais freqüente é uma alimentação muito rápida ou a ingestão de ar. Nesses casos é melhor dar a mamadeira com um bico mais rígido e com orifício menor. Para evitar esse problema você pode **fazer o bebê arrotar** mais de uma vez durante a mamada. Às vezes, o bebê regurgita porque está satisfeito.
O aparecimento de vômitos pode indicar um problema mais grave: refluxo gastroesofágico, obstrução intestinal, estreitamento do piloro ou infecções.

A FEBRE

Se o seu filho tem febre, não se preocupe se ele não come muito, a febre tira mesmo o apetite. Seu organismo deve enfrentar uma enfermidade e uma alimentação forçada pode ser uma carga para ele, não o obrigue a comer. O importante é que ele **beba o suficiente**. Pode-se dar um pouco de água açucarada a cada hora e substituir alguma mamadeira de leite por suco para evitar o aparecimento de cetose.

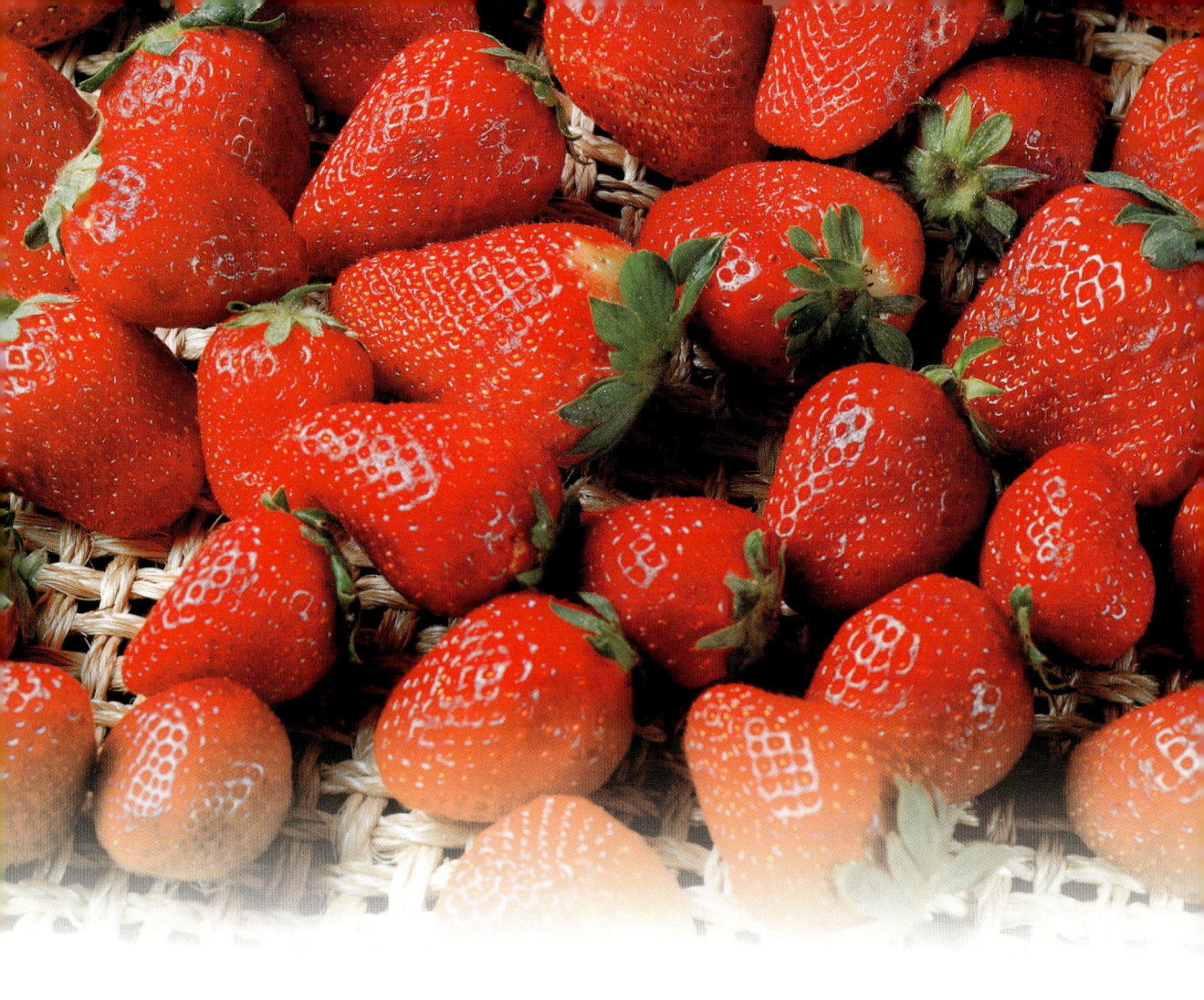

Respeite o apetite de seu bebê, ele precisa acumular gorduras, mas não precisa ficar gordo.

A OBESIDADE

Um bebê obeso é uma criança saudável. Seu filho controla perfeitamente do que necessita através da fome. Não o superalimente. Muitos problemas de obesidade começam no aleitamento. Se os pais são obesos, há 80% de probabilidade de que o bebê também seja. Controle o peso e a alimentação dele. São sintomas de superalimentação os aumentos de peso muito rápidos, observados nas curvas de crescimento, o choro e a regurgitação depois das refeições.

A INTOLERÂNCIA À LACTOSE

A intolerância à lactose é uma afecção da mucosa intestinal, que é incapaz de digerir o açúcar do leite, devido a uma **deficiência da lactase**, enzima encarregada da digestão deste açúcar, a lactose.
Os sintomas são dor abdominal, diarréia, distensão do abdômen e flatulência, acarretando perda de peso e má nutrição. É uma enfermidade que surge na infância, mas progride até a idade adulta.
A falta de leite na dieta pode produzir falta de cálcio, vitamina D, riboflavina e proteínas. A alternativa são os preparados de leite com conteúdo de proteínas e açúcares, diferentes das do leite de vaca, mas com quantidades adequadas de cálcio, proteínas e lipídios. Comercialmente são conhecidos como hidrolisados de proteínas e preparados de soja.

A INTOLERÂNCIA AO GLÚTEN OU DOENÇA CELÍACA

As pessoas que sofrem de doença celíaca não toleram o glúten, uma proteína presente no trigo, na aveia, na cevada e no centeio. Sua ingestão resulta em **atrofia intestinal**, que só regride quando se elimina por completo o glúten da alimentação. O fator racial desempenha um papel importante na incidência desta doença, sendo mais freqüente na raça branca. Habitualmente, seu diagnóstico é tardio porque os sintomas são confusos e alguns compatíveis (semelhantes) com outros problemas de saúde. Além disso, o diagnóstico preciso exige uma biopsia intestinal.

Os sintomas mais comuns em bebês de 6 meses a 3 anos são: diarréia, déficit de crescimento, vômitos em jatos, distensão abdominal e fezes com consistência, cor, odor e quantidade anormais. O aspecto do bebê que sofre desse transtorno fala por si mesmo: barrigudo e desnutrido.

O tratamento consiste em suprimir o glúten da dieta e repôr as carências nutricionais. Não se introduz o glúten na dieta até os 9 meses para que este seja bem digerido pelo bebê e porque sua introdução precoce favorece, em pessoas predispostas, a doença celíaca. O arroz e o milho são dois cereais sem glúten.

ALIMENTOS QUE CAUSAM MAIS ALERGIAS

- Trigo
- Leite
- Ovos
- Peixe*
- Marisco*
- Chocolate
- Frango
- Porco
- Milho
- Nozes
- Laranja
- Tomate

* Peixes e mariscos podem ocasionar uma resposta imediata.

A ALERGIA

A alergia é uma **reação incomum do organismo** a substâncias que lhe são tóxicas, chamadas **alérgenos**. Alguns bebês alimentados com fórmulas adaptadas podem desenvolver alergia às proteínas do leite de vaca. Em crianças com antecedentes familiares não se deve incorporar os alimentos alergênicos antes de um ano de idade.

É essencial descobrir quais alimentos produzem alergia. Para isso faz-se a chamada **dieta de eliminação**, que consiste em submetê-lo a uma dieta à base de alimentos que raramente produzem alergia e introduzir paulatinamente os demais alimentos um a um. Se ao introduzir um novo alimento não acontecer nada, então pode-se considerá-lo seguro. Se, ao contrário, aparecerem sintomas de alergia, elimina-se o alimento durante 6 meses. Se após esse tempo ele voltar a produzir uma reação alérgica, deve-se eliminá-lo por completo da dieta. Muitas pessoas são alérgicas a mais de um alimento.

Quando você for incorporando os alimentos à dieta de seu bebê, faça-o um a um. Assim, poderá comprovar se ocorre alguma reação alérgica e, acima de tudo, não se precipite, não dê nada que ele não possa comer, em especial alimentos que contenham corantes, caracterizados por seu grande poder alergênico.

Os sintomas mais comuns em casos de alergia são: espirro, asma, lacrimejamento, inflamação dos olhos, dores de cabeça, sintomas de resfriado, vômitos, tosse persistente, reações na pele, sinusite ou otite recorrentes.

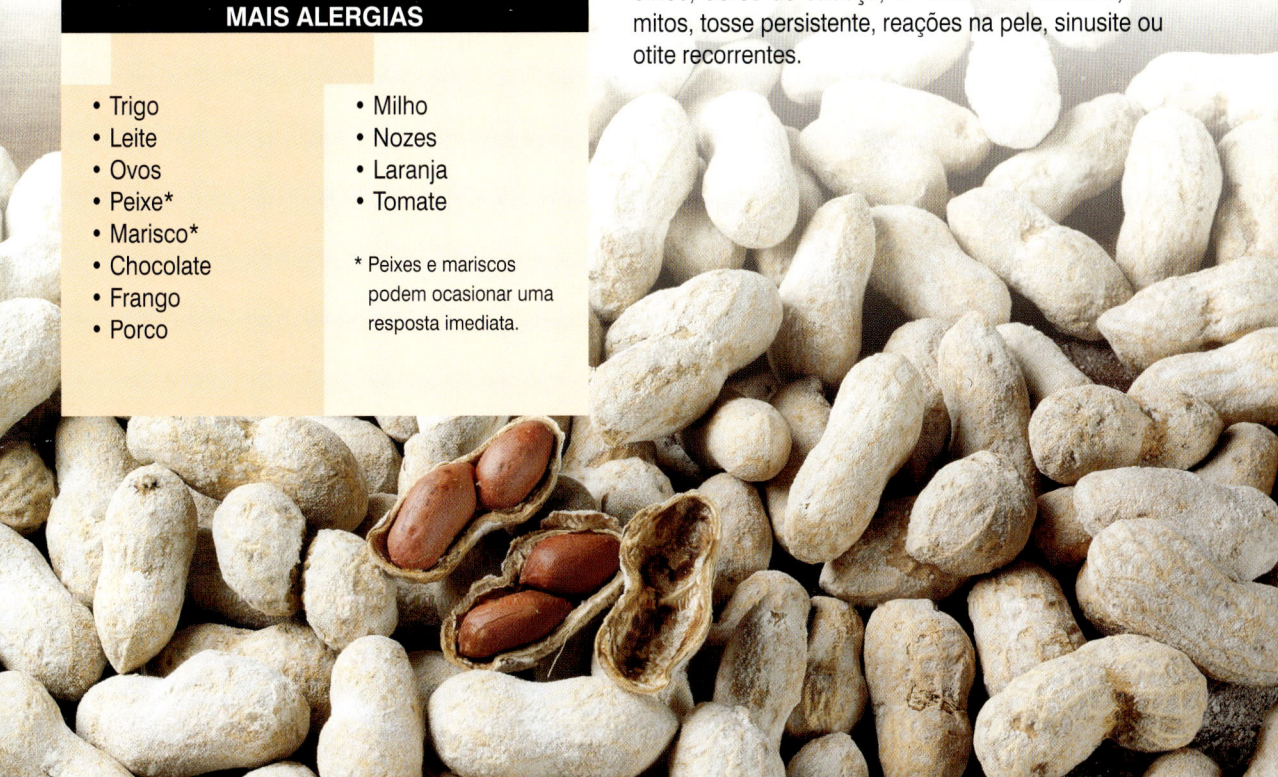

AS DÚVIDAS MAIS FREQÜENTES

Poucos pais não têm dúvidas na hora de alimentar seu bebê ou não são afetados pelo comportamento dele durante as refeições. O mais importante é não fazer drama, pois a irritação dos adultos não exerce uma influência positiva na criança. Seu objetivo, além de lhe proporcionar uma alimentação adequada, é fazer com que ele aprenda a se comportar de forma correta o quanto antes.

Os métodos de preparo mais adequados para a alimentação de seu bebê, são o cozimento e o vapor. Cuidado com a grelha, se os alimentos queimarem, podem produzir substâncias irritantes para o estômago.

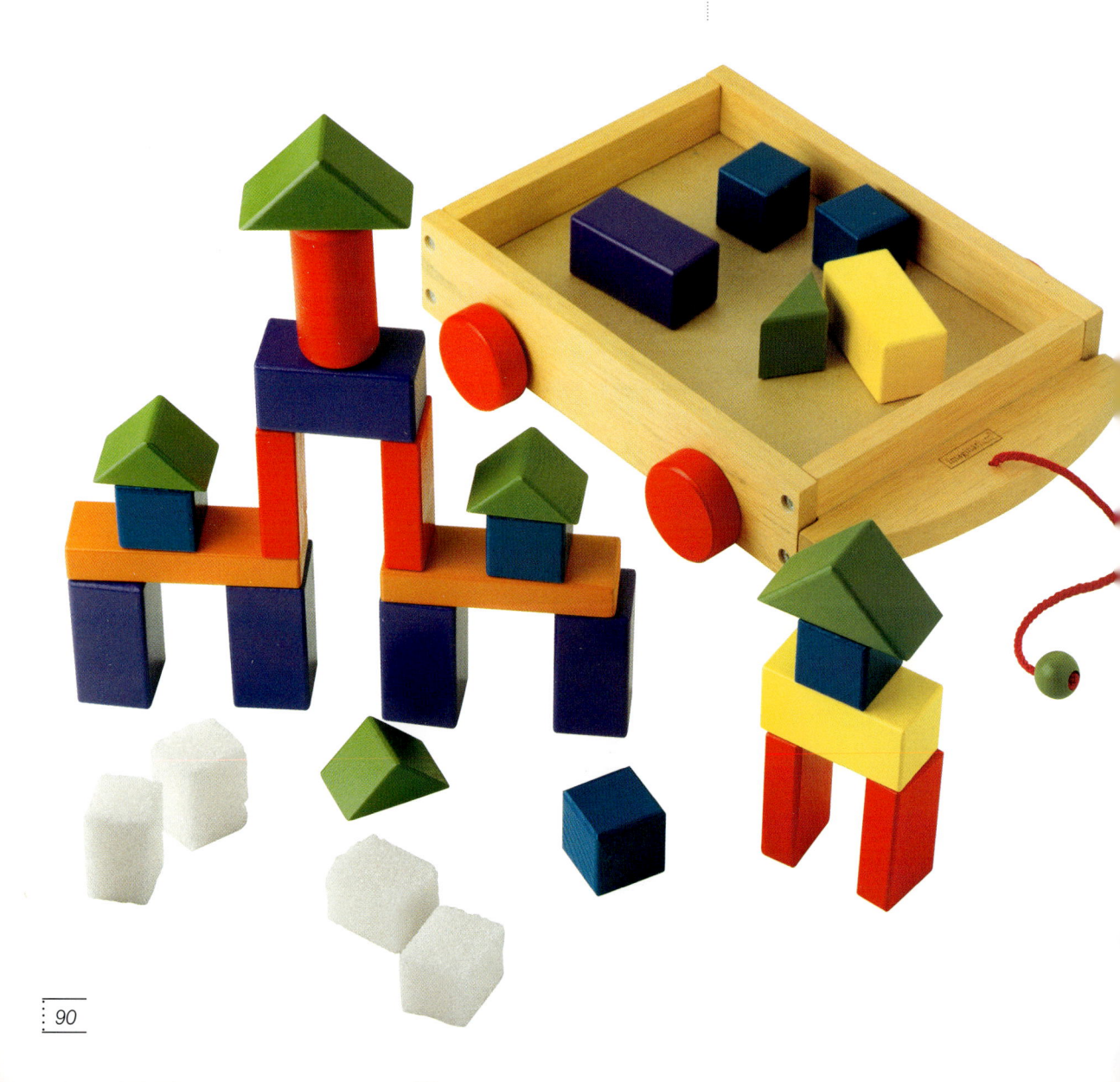

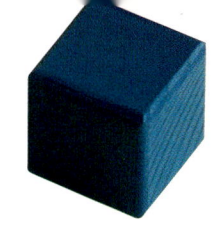

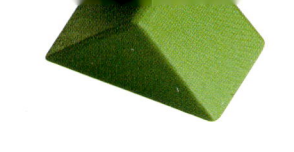

Evite os alimentos com corantes, são os aditivos que causam mais alergias.

O SAL

O bebê precisa de uma quantidade mínima de sal. O sal contido, naturalmente, nos alimentos é o sufuciente. O excesso de sal dificulta o funcionamento dos rins e pode produzir apatia, sede e choro. A comida salgada gera hábito e pode contribuir, no futuro, para a hipertensão e problemas cardiovasculares. Se o bebê não provar o sal, não sentirá falta e aprenderá a apreciar o sabor original dos alimentos.

PREFERÊNCIAS E MANIAS

Enquanto o bebê toma leite, seja o da mãe, seja o artificial, tudo corre bem. Os problemas começam quando se inicia a alimentação mista. Às vezes, não há com o que se preocupar, pois a recusa de algum alimento é compensada pelo apetite por outro. Sem dúvida, se no primeiro ano de vida você perceber que seu bebê se nega a comer verdura e fruta e se inclina ao consumo exclusivo de leite ou de papinha de cereais, deve-se tomar algumas medidas a tempo para evitar problemas futuros. A fruta e as verduras são muito ricas em sais minerais e vitaminas hidrossolúveis, além de proporcionar a fibra necessária para o bebê. Misture a verdura ou a fruta com uma base de cereais até que ele se acostume ao sabor, diminuindo-a de modo gradual. Não acrescente muito açúcar e prefira algo que não seja muito gorduroso.
Se, ao contrário, seu bebê, ao chegar a um ano de idade, recusa o leite, substitua-o por iogurte.

O AÇÚCAR E O MEL

As frutas, as verduras e o leite contêm açúcares naturais. Uma dose extra de açúcar pode causar obesidade, cáries dentárias e problemas de comportamento, como a hiperatividade.
Também não lhe dê mel antes de um ano de idade, porque pode conter esporos de *Clostridium botulinum*, os quais o delicado organismo do bebê não é capaz de enfrentar.

OS ADITIVOS

Os produtos para a alimentação infantil não devem conter aditivos. Os aditivos com maior fama de produzir alergias são os corantes, além disso não são necessários, servem apenas para melhorar a estética do produto. Evite dar ao seu bebê os alimentos com corantes.

O QUE PODE IRRITÁ-LO

Se você amamenta seu filho, pode ser que no leite haja traços de sua própria alimentação. Estes podem irritar a sensível pele do bebê através das deposições.
Para evitar problemas, no início, é aconselhável eliminar da dieta as frutas ácidas cruas e preferir outras de sabor mais doce. Também deve-se evitar qualquer alimento que cause em você alguma reação alérgica.
Podem produzir irritação as oleaginosas, o chocolate, os sucos e alguns aditivos.

OS NITRATOS

O nitrato é um composto natural presente na água e nas verduras. Uma alta concentração representa um perigo para os bebês durante o primeiro ano de vida, porque altera os glóbulos vermelhos e impede a absorção de oxigênio. Quanto menor for o bebê, menor é a capacidade dos sucos gástricos de eliminarem as bactérias produtoras de nitrito e, conseqüentemente, se produz uma insuficiência maior de oxigênio.
Os produtos para bebês têm um controle de nitratos muito rigoroso.

TABELAS DE PERCENTIS DE PESO E ALTURA

O melhor indício do correto desenvolvimento de seu bebê é o aumento de peso, que se produz com uma rapidez extraordinária. Nos primeiros 6 meses, ele deverá dobrar o peso com o qual nasceu, e ao final do primeiro ano deverá ter triplicado seu peso inicial.

Nas curvas dos gráficos a seguir, você pode verificar se o aumento de peso e a altura de seu filho seguem seu curso normal.

Os valores em cada caso devem estar compreendidos dentro da zona marcada, seja acima ou abaixo da meia linha (linha negra/vermelha mais grossa).

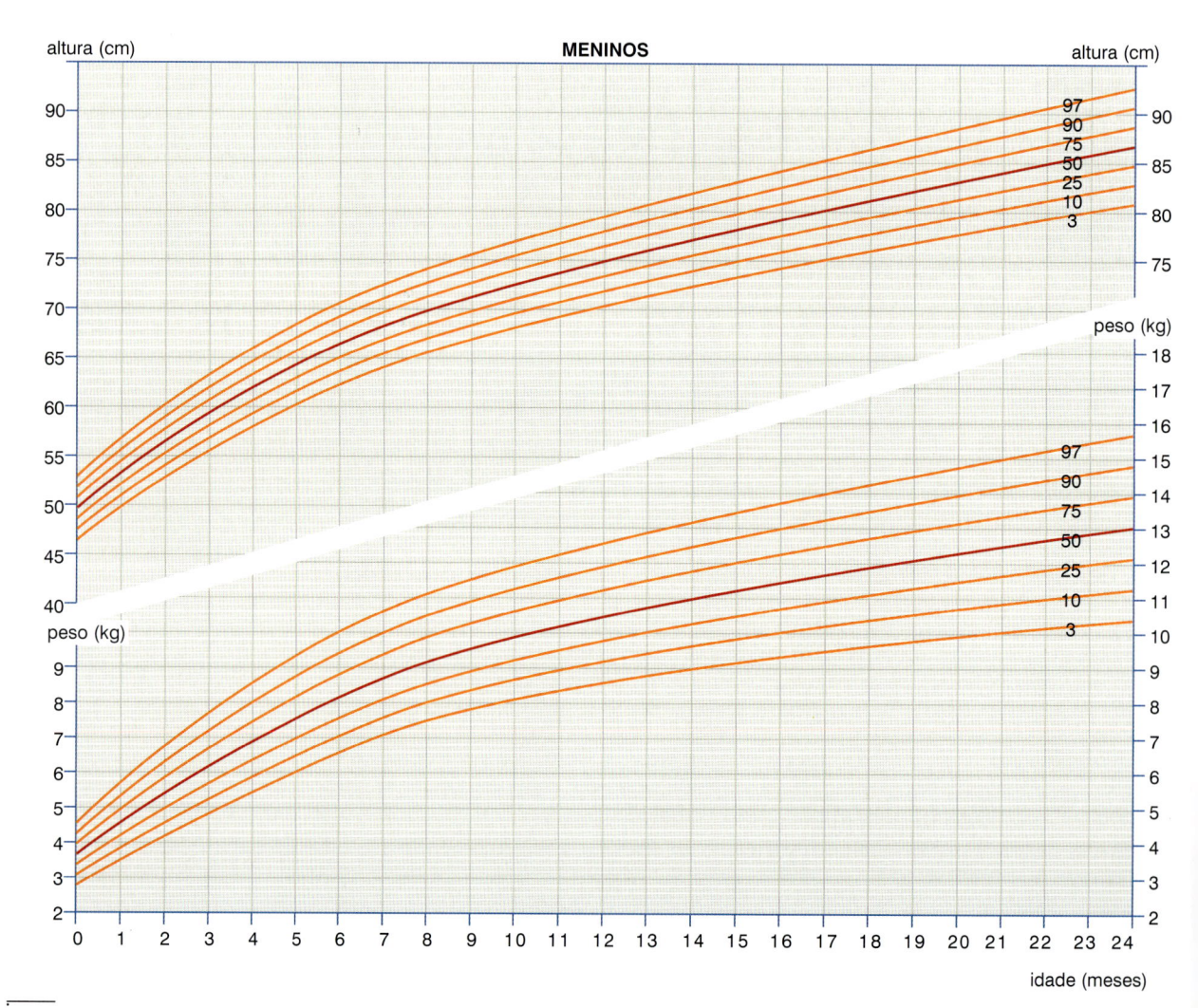

MENINOS

altura (cm) — MENINAS — ALTURA (cm)

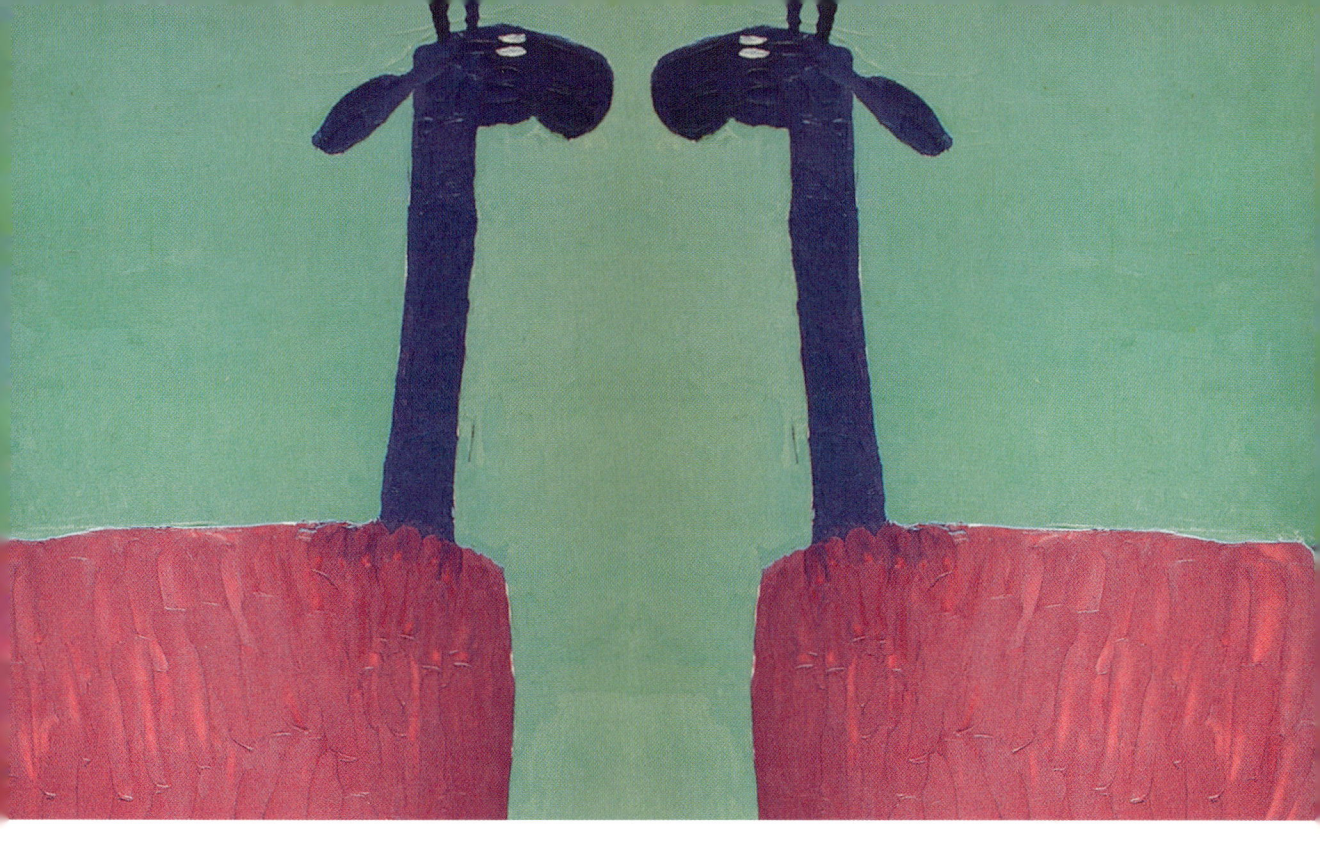

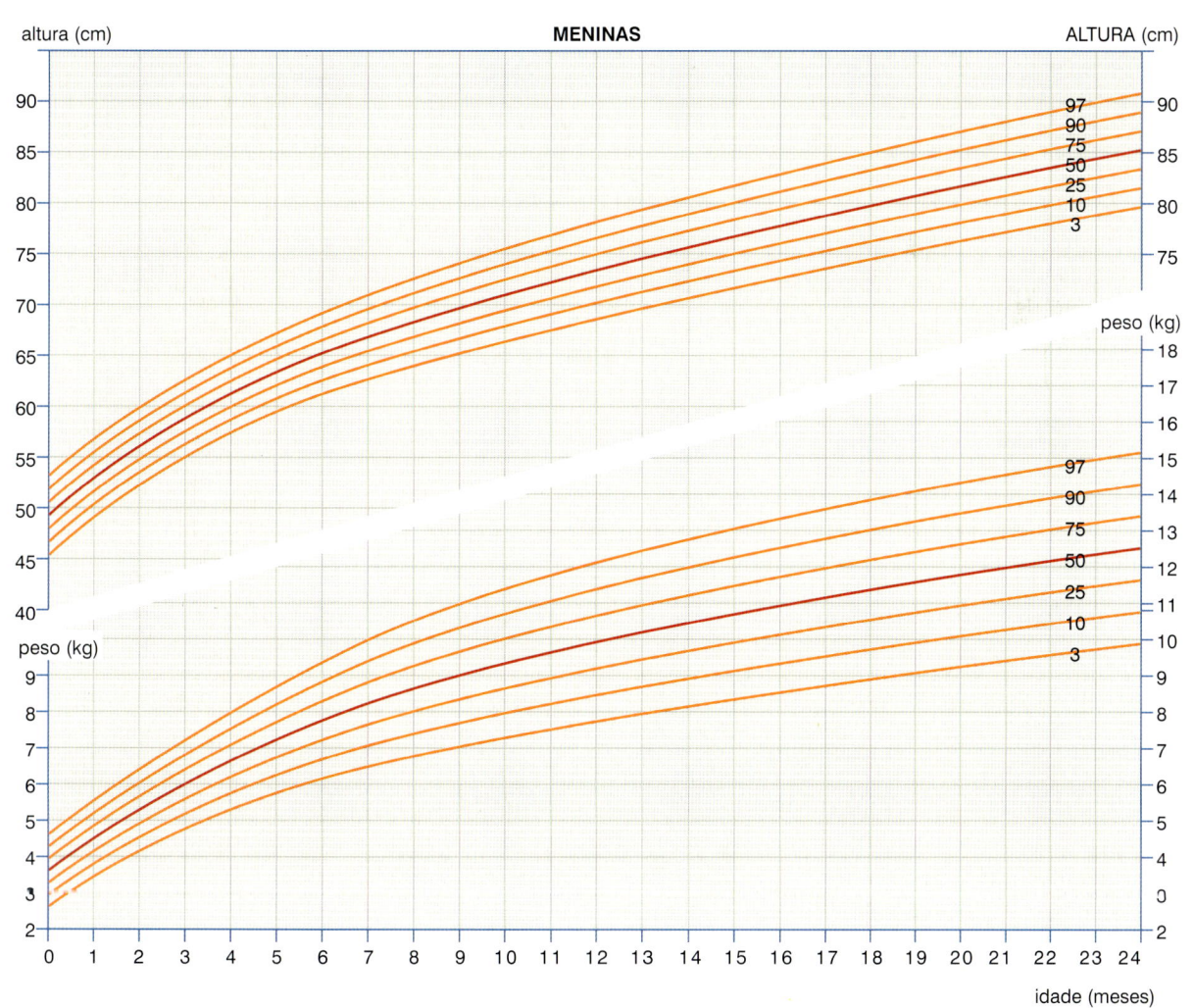

peso (kg)

peso (kg)

idade (meses)

ÍNDICE REMISSIVO

A
- ácido
  - ascórbico 15
  - fólico 15
  - pantotênico 15
- ácidos graxos 13, 59
- açúcar, o 91
- aditivos, os 91
- água, a
  - ingestão/perdas de 63
  - necessidades de 62-63
  - nos alimentos 63
- aleitamento artificial 34-47
- aleitamento materno
  - bebês prematuros e 33
  - benefícios do 30-33
  - início do 24
- alergia, a 30, 89
- alimentação
  - a demanda 25
  - complementar, a 48-63
- alimento que substitui o leite
  - materno 36-41
  - tipos de 37
- alimentos, grupos de 48-63
  - que causam alergia 89
- alimentos sólidos
  - introdução de 64-93
  - forma de preparar 68
  - quando começar 67
- Altura e peso dos, 92-93
- amamentar 18-33
  - contra-indicações a 29
  - decisão de 24-29
  - posição para 25
- amamentação artificial
  - vantagens e inconvenientes 41
- aminoácidos 12
- arrotos 26
- atrofia intestinal 89

B
- beber no copo 76
- bicos de mamadeiras, os 43
- Biotina 15
- boca do bebê e amamentação 30

C
- calciferol 14
- cálcio 16, 59
- colostro, o 21
- carboidratos, os 12
- cáries e amamentação 30
- carne, a 60, 74, 79
- caseína 58
- celíaca, doença 89
- cereais, os 52, 79
- Cianocobalamina 15
- cloro 16
- cobre 16
- colesterol 13
- coleta do leite 29
- colher, uso da 70
- colostro, o 21
- comer
  - de 7 a 9 meses 72-79
  - de 10 a 12 meses 78
- conduto bloqueado 22
- crianças
  - e as vantagens do aleitamento materno 30
  - prematuros e aleitamento 33
  - tabela de altura e peso das 92-93
  - vegetarianos 82
- cromo 17

D
- decisão de amamentar 24-29
- defecações 26
- deficiências metabólicas, leites especiais para 40
- desmame 66
- diarréia, a 86
- dieta de eliminação 89
- do peito 25
- doença celíaca 89
- dúvidas sobre alimentação infantil 90-91
- duração das mamadas
  - de mamadeira 47
  - do peito 25

E
- engasgar 71
- esterilizadores de mamadeiras 43

F
- fármacos desaconselhados durante a amamentação 29
- febre, a 87
- féculas, as 53
- Fenilalanina 12
- Ferro 16
- fibra, a 12
  - nas frutas 55
  - nas verduras e nas hortaliças 56
- flúor 17
- fórmulas A.R., leites especiais para 39
- fosfolipídios 13
- fósforo 16
- freqüência das refeições de alimentos sólidos 70, 77, 82
  - de mamadeira 47
  - do peito 25
- frutas, as 54-55, 70

G
- glúten 73
  - intolerância ao 89
- gorduras, as 13

H
- hidrolisados, leites especiais 40
- hipoalergênicos, leites especiais 40
- hipogalactia 41
- horário das refeições
  - de 7 a 9 meses 72-79
  - de 10 a 12 meses 78
- hortaliças, as 56-57, 79

I
- intolerância, ao glúten 89
  - à lactose 88
- Isoleucina 12
- Iodo 17

L
- Lactase, deficiência de 88
- lácteos, os 58-59, 79
- lactoglobulina 58
- lactoalbumina 58
- lactose 58
  - intolerância à 88

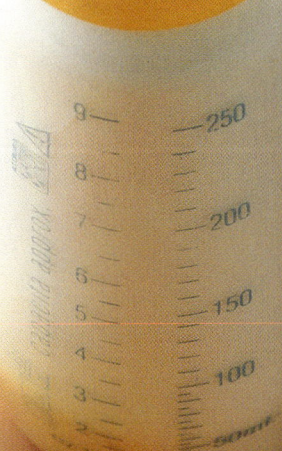

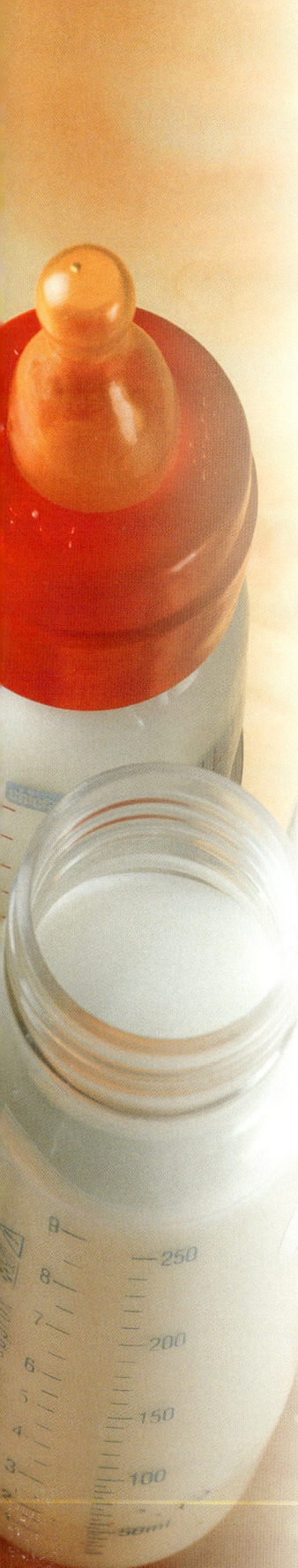

- leite de continuação 37
  - de início 37
- leite de vaca
  - composição 32
  - diante do leite materno 32-33
- leite materno, o 20-24
  - composição do 21, 32
  - extração do 29
  - de transição 21
  - em relação do leite de vaca 32, 33
  - maduro 21
  - provisão de 22
  - sabor ruim do 28
  - subida do 20
- leites especiais 39
  - de proteínas modificadas 40
  - de soja 40
  - para problemas metabólicos 40
  - fórmulas A. R. 39
  - hidrolisados 40
  - hipoalergênicos 40
  - para prematuros 40
  - para recém-nascidos de baixo peso 40
  - sem lactose 39
- Leucina 12
- Lisina 12

M
- macronutrientes, os 12-13
- Magnésio 16
- mamadeira, a 42-47
  - aquecer a 45
  - como dar a 46
  - freqüência da 47
  - higiene da 43
- mamar, rejeição a 28
- mamilos, problemas do 22-23
- Manganês 17
- manias (alimentares) 90
- mãos, comer com as 77
- mastigação 81
- mastite 22
- mecônio 26
- mel, o 91
- mesa, sentar-se a 81

- Metionina 12
- micronutrientes, os 14-17
- minerais, os 16-17
  - recomendação para crianças 17
- Molibdênio 17
- monossacarídeos 12
- morte súbita e amamentação 30

N
- Niacina 15
- Nitratos, os 91
- Número de mamadas
  - da mamadeira 47
  - do peito 25
  - nutrientes, os 11-18

O
- obesidade e amamentação 30, 88
- ocitocina, a 21

P
- papinhas 16, 84-85
- peixe, o 60, 74, 79
- peso, ganho de 27
- Piridoxina 15
- polissacarídeos 12
- porções 80
- posição para amamentar 25
- potássio 16
- preferências (alimentares) 90
- prematuros e amamentação 33
- prematuros, leites especiais para 40
- prisão de ventre e amamentação 30, 87
- problemas alimentares 86-89
- prolactina 20
- proteínas, as 12
  - função das 12
  - modificadas, leites especiais de 40
- provisão de leite materno 22

Q
- Quinona 15

R
- recém-nascidos de baixo peso
  - leites especiais para 40
- refeições
  - de alimentos sólidos 70, 71, 82
  - de mamadeira 47
  - do peito 25
- reflexo de expulsão 70
- reflexo lactógeno 21
- refluxo gastroesofágico (R.G.E) 39
- regurgitação, a 87
- Retinol 47
- RGE (reflexo gastroesofágico) 39
- Riboflavina 15

S
- sal e alimentação infantil 91
- seios, problemas dos 22-23
- seios inchados 22
- selênio 17
- sem lactose, leites especiais 39
- sistema imunológico e aleitamento 30
- superalimentação 41
- sódio 16
- soja, leite de 40
- subida do leite 20

T
- tabelas de peso e altura 92-93
- Tianina 15
- tocoferol 14
- trabalho e amamentar, 29
- Treonina 12
- triglicerídios 13
- Triptófano 12

V
- Valina 12
- vegetarianos, bebês 82
- verduras, as 56-57, 79
- vitaminas, as 14-15
  - frutas e 54-55

Z
- Zinco 16

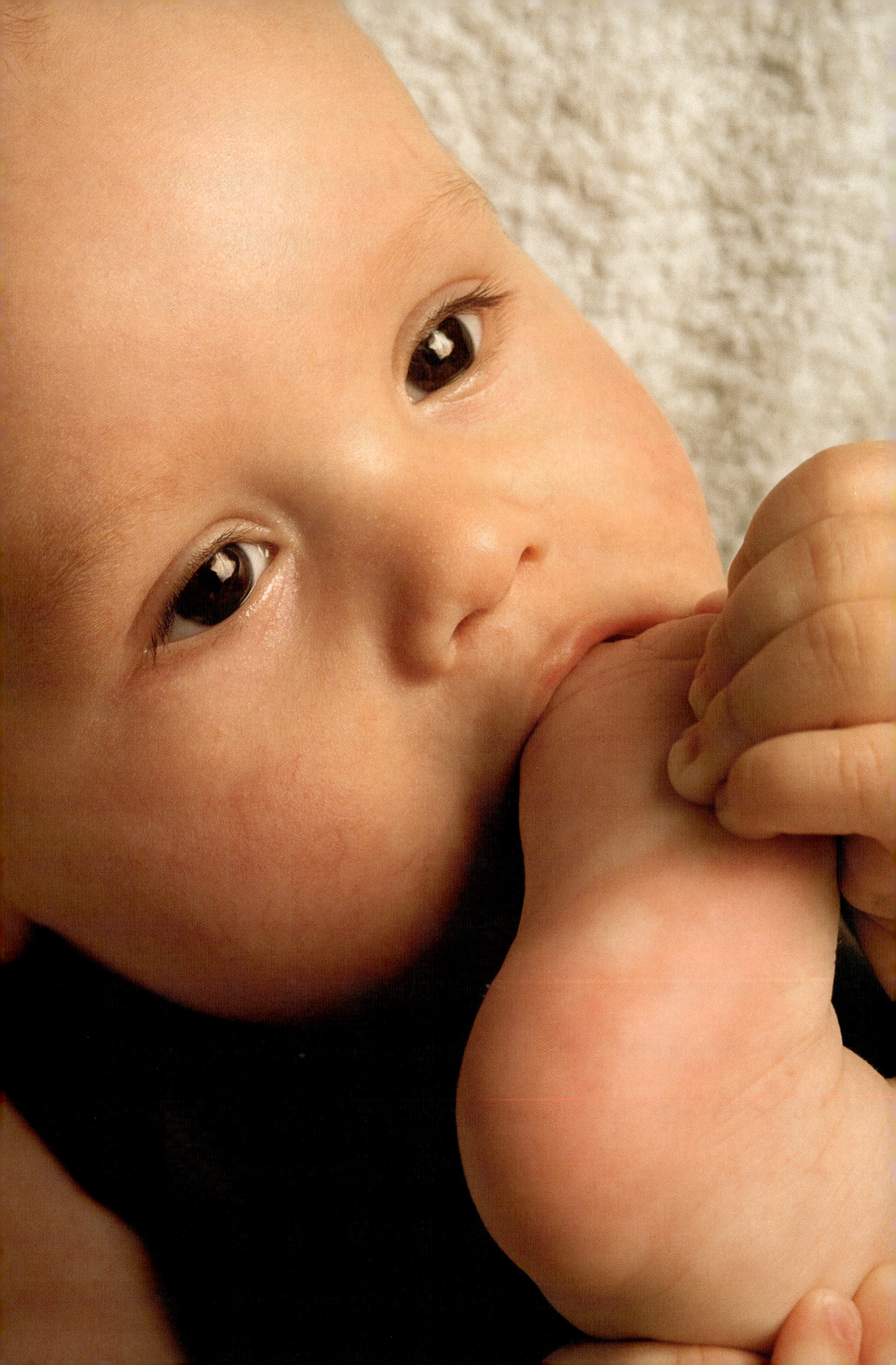